Frischkost
Die natürliche Ernährung

Rolf Kollmann

Frischkost
Die natürliche Ernährung

**Gesund bleiben
Gesund werden**

F. Englisch Verlag · Wiesbaden

CIP-Kurztitelaufnahme der Deutschen Bibliothek

Kollmann, Rolf:
Frischkost : d. natürl. Ernährung; gesund werden,
gesund bleiben / Rolf Kollmann. — Wiesbaden:
Englisch, 1984.
ISBN 3-88140-173-3

ISBN 3-88140-173-3
© 1984 by F. Englisch Verlag, Wiesbaden

Inhaltsverzeichnis

Rezeptteil:

Vorwort

Kein Zweifel: Unsere Lebenserwartung ist in den vergangenen Jahrzehnten ständig gestiegen. Eigentlich müßte das ein Beweis dafür sein, daß wir auch gesünder leben. Aber genau das Gegenteil ist der Fall. Der Gesundheitszustand der Menschen in den zivilisierten Ländern war noch nie so schlecht wie heute. Jeder zweite Erwachsene leidet unter Erkrankungen der Verdauungsorgane, jeder dritte stirbt an Herz- und Kreislaufschäden. Rheuma, Gicht, Diabetes nehmen ständig zu. Es tauchen immer neue Krankheitsbilder auf, die früher völlig unbekannt waren.

Die Medizin faßt diese Leiden, die in fast allen zivilisierten Staaten gleichermaßen festzustellen sind, unter einem Begriff zusammen: Zivilisationskrankheiten. Um ihnen zu begegnen, besinnen sich immer mehr Menschen auf ein einfacheres, natürliches Leben. Zurück zur Natur heißt die Parole, die weg von der Chemie und ihren Produkten führen soll. Die alte Partnerschaft zwischen Mensch und Pflanze wird neu belebt. Nicht nur von anscheinend naturbesessenen Heilpflanzengläubigen. Auch die moderne Medizin hat den Erfahrungsschatz von einst für die fortschrittliche Behandlung neu entdeckt. Und so hat plötzlich das fast 6000 Jahre alte Wort des chinesischen Kaisers Shin-Nong, Verfasser des ältesten Heilpflanzenbuchs der Welt, wieder aktuelle Bedeutung: „Die Kraft deines Körpers liegt in den Säften der Pflanzen."

Die Rückbesinnung auf diese wichtige Erkenntnis kann dazu verhelfen, daß einem weiteren Ausbreiten von Zivilisationskrankheiten Einhalt geboten wird, daß die konsequente Anwendung von naturbelassener Kost geschädigte Organe wieder gesunden läßt, noch nicht erkrankte Menschen ihre Vitalität bis ins hohe Alter erhalten können. Dabei mag es viele Wege auf dem Ziel zum gesunden körperlichen Wohlbefinden geben. Beschreitet man sie, werden sehr schnell Zusammenhänge klar, wird deutlich, daß ohne die natürlichen Kräfte der Pflanzen eine gesundheitserhaltende oder gesundmachende Kost gar nicht möglich ist.

Viele Naturheilkundler, denen die oft ungeheuren Wirkungen der Pflanzen bekannt sind, gingen in der Vergangenheit aber dazu über, vor allem getrocknete Pflanzen als Heilmittel anzuwenden. Das mag in vielen Fällen seine Berechtigung gehabt haben. Dennoch hat sich allmählich die Erkenntnis durchgesetzt, das Natürliche so natürlich wie möglich zu belassen. Das bedeutete: Die Pflanzen sollten bis zu ihrer Anwendung oder Zubereitung ihre volle Frische behalten. Und wenn eine Bearbeitung nötig ist, dann sollte dies so schonend wie nur möglich geschehen.

Neben der schonenden Behandlung bei der Zubereitung ist noch ein anderer wichtiger Punkt zu berücksichtigen:
Es ist zweifelsohne richtig, daß verschiedene Arten von Pflanzen schon in kleinen Mengen eine große Wirkung auf den Organismus des Menschen nehmen können. Dennoch wird in der heute gängigen Zivilisationskost der Anteil an frischen Pflanzenprodukten systematisch verkleinert. Dabei ist es für den gesunden Menschen geradezu ein unabdingbares Muß, seine Nahrung so zusammenzustellen, daß mindestens ein Drittel seiner Kost aus frischen, naturbelassenen Produkten besteht. Für den bereits erkrankten Organismus reicht diese Menge nicht einmal aus. Das bedeutet nicht, daß in diesem Buch ein Bekenntnis zum vegetarischen Leben abgelegt wird. Hier soll lediglich aufgezeigt werden, wie wichtig die Frischkost für den Erhalt oder die Wiedergewinnung der Vitalität ist. Es geht nicht darum, neue Heilmethoden zu verkünden, sondern vielmehr darum, einen neuen praktischen Weg zum gesunden Leben aufzuzeigen. Das Buch will raten, helfen, anleiten. Es wendet sich an Menschen, die kritisch und aufmerksam sind, die ihrer Gesundheit zuliebe bereit sind, sich richtig zu ernähren.

Der Autor

Warum eigentlich Diät?

Der griechische Arzt Hippokrates (460 bis ca. 356 v. Chr.), dessen Eid heute noch für die Ärzte sittliches Gebot ist, hat unter seinen mehr als 70 Schriften eine verfaßt, in der es allein um die Diät geht. Doch was der Begründer der griechischen Heilkunst vor mehr als zwei Jahrtausenden darunter verstand, unterscheidet sich wesentlich von dem, was heute im allgemeinen unter diesem Begriff angesiedelt wird. Hippokrates gebrauchte das Wort in seiner Ursprünglichkeit. Und übersetzt heißt es nichts anderes als „Lebensweise". Die Diät war damit erheblich umfassender als heute. Denn sie umschloß alle die Maßnahmen, die auf eine gesunde Lebensweise bezogen werden. Also nicht nur Ernährung, sondern auch Bäder, Sport, Schwitzkuren usw.

Wir dagegen verbinden mit dem Begriff Diät die Vorstellung von Schonkost nach Vorschrift, mehr nicht. Wer Diät lebt, der ist krank, der versucht, neben einer medikamentösen Behandlung alles Schädliche vom Speiseplan zu verbannen. Diese Einseitigkeit ist bedauerlich. Würde sich der moderne Mensch auf die ursprüngliche Bedeutung des Wortes zurückbesinnen, könnte er mit einer gesunden Lebensweise — also mit Diät — auf viele Medikamente verzichten. Er würde dann danach leben, was der römische Philosoph Celsus vor rund 1800 Jahren schon sagte: Medikamente sind nur bei heftigen Krankheitserscheinungen zu verwenden. In allen anderen Fällen dürften diätetische Mittel genügen.

Leider fehlt dieses Bewußtsein vielen Menschen. Ihre Lebensweise — im griechischen Sinne also ihre Diät — widerspricht diesen Gedanken der Antike. Maßlosigkeit, Bewegungsmangel und vor allem eine fehlerhafte Ernährung haben zu den bekannten Wohlstandserkrankungen geführt. Natürlich könnte man heute den zivilisationsbedingten Krankheitsursachen nicht allein mit den Ernährungsrichtlinien der antiken Medizin beikommen. Doch die Erfahrungen unserer Vorfahren, verbunden mit den exakten Kenntnissen der modernen Medizin haben neue Wege aufgezeigt, die im Kampf gegen die Leiden unserer Zeit erfolgversprechend angewendet werden können.

Natürlich hat sich die Lebenserwartung in den zivilisierten Ländern ständig gesteigert. Mit modernen Medikamenten und sozialem Fortschritt kann vor Krankheiten des Alters immer besser geschützt werden — nicht also vor den Folgen falscher Ernährung. Die meisten älteren Menschen sterben heute an ernährungsabhängigen Gefäßkrankheiten, wie der Arteriosklerose, im Volksmund salopp Adernverkalkung genannt; sie sterben oft im besten und leistungsfähigsten Alter an Herzinfarkt, Bluthochdruck werden arbeitsunfähig in einer Zeit, in der sie eigentlich in der Blüte ihrer Jahre stehen sollten. Die Ursache ist eindeutig: übermäßige und falsche Ernährung!

Ernährungsfehler als Ursache zivilisationsbedingter Krankheiten

Unsere Lebensgewohnheiten haben sich ständig verändert und mit ihnen auch unsere Eßgewohnheiten.
Es wird zuviel, zu unausgewogen und zu unüberlegt gegessen. Wer achtet schon genau darauf, wieviel Fett er täglich zu sich nimmt? Statistisch gesehen benötigt ein erwachsener Mensch täglich zwischen 70 und 80 Gramm Fett. Darin enthalten ist nicht nur die Butter oder das Öl, Fette die wir erkennen, sondern auch die versteckten Fette, die in Wurst, Milch oder Käse enthalten sind. Ernährungswissenschaftler weisen aber immer wieder warnend darauf hin, daß heute oft das Doppelte der benötigten Fettmenge verzehrt wird.
Übermäßig hoch sind auch die „Leerkalorien", die wir ständig zu uns nehmen. Süßigkeiten, Zucker, Kuchen, Weißbrot oder Teigwaren sättigen zwar, aber sie machen auch dick. Dem Körper nutzen sie hingegen nichts. Sie sind reine Füllstoffe. Sie müßten durch Obst, Gemüse oder Vollkornprodukte ersetzt werden, also Nahrungsmittel, die noch alle Vitalstoffe enthalten, die der Organismus braucht.
Eine der Hauptsünden wider einen gesunden Körper ist die ungewöhnlich hohe Aufnahme von Kochsalz. Es bindet Wassermengen im Körper und führt zu Bluthochdruck. Diverse Käse- und Wurstsorten, Brot oder Kekse werden häufig unnötig stark versalzen. Auch zur Haltbarmachung verschiedener Nahrungsmittel werden oft Salzmengen verwendet, die um ein Vielfaches über der für die Konservierung nötigen Menge liegen. Wer sich da auf Meersalz oder Kräutersalz verlegt, der sollte bedenken, daß auch diese Salzsorten ganz oder überwiegend aus üblichem Kochsalz bestehen.

Vorurteile machen gesundes Essen so schwer

Die immer genaueren Untersuchungsmöglichkeiten der Wissenschaftler, auch auf dem Gebiet der Ernährung, überfluten den Menschen heute mit ständig wechselnden neuen Informationen. Erkenntnisse, die gestern noch unumstößlich schienen, gelten plötzlich als überholt. Neue Diäten tauchen auf, werden als das Heilmittel der Gegenwart angepriesen, um kurz darauf von einer noch besseren Diät abgelöst zu werden. Das verunsichert den an einer gesunden Ernährung interessierten Laien, macht den Kranken, der sich von einer Diät Hilfe versprochen hat, depressiv.

Widersprüchliche Aussagen führen rasch zu Vorurteilen, die die bestehenden Fehler bei der Kostzusammenstellung noch vergrößern oder ein Umsteigen auf gesündere Nahrungsmittel verhindern. Dazu darf festgestellt werden: Jede einseitige Diät birgt Gefahren in sich. Sie auf eigene Faust durchzuführen, kann schlimmste gesundheitliche Schäden nach sich ziehen. In jedem Fall sollte eine stark belastende und kurmäßig angewandte Diät nicht ohne Rat und Aufsicht eines Therapeuten durchgeführt werden.

Häufig genug wird die Wirkung einer Diät aufgebauscht — im positiven wie auch im negativen Sinne.

Anstatt ausgewogen zu essen, werden Zweifelsfragen zu Weltanschauungen hochstilisiert. Dabei ist es mehr oder weniger unwichtig, ob nun Butter der Margarine oder pflanzliches Eiweiß dem tierischen vorzuziehen sei. Ausgewogen, das heißt, dem Körper alle lebenswichtigen Nahrungsstoffe in ausreichender aber nicht übermäßiger Menge anbieten. Die Frage nach einer besonderen Diät erübrigt sich auf diese Weise. Es ist dann auch unnötig, über solche Märchen nachzugrübeln, die besagen, daß z. B. Reis ein hervorragender Schlankmacher sei. Im Gegenteil: Er enthält das Vierfache an Kalorien wie Kartoffeln. Auch seine entwässernde Wirkung führt nur vorübergehend zum gewünschten Gewichtsverlust. Danach speichert der Körper erneut Flüssigkeit.

Als Vorurteil ist auch abzutun, daß niemand glaubt, er fühle sich mit seinem Übergewicht ja wohl und munter, brauche daher nicht auf überflüssige Pfunde zu verzichten. Schlaganfall und Herzleiden sind bei Übergewichtigen weitaus häufiger zu verzeichnen als bei Normalgewichtigen.

Falsch ist es ebenfalls, die feineren Verarbeitungsmethoden vor allem bei Mehl und Zucker als einen Erfolg verbesserter Lebens- und Ernährungsqualität darzustellen. Genau das Gegenteil ist der Fall: Da das Auszugsmehl und der Industriezucker vitalstoffarme beziehungsweise sogar vitalstoffreie Nahrungsmittel sind, kommt es schnell zu Mangelerscheinungen, die sich in den bereits angesprochenen Zivilisationskrankheiten manifestieren.

Was wir beim Essen wieder lernen müssen

Mit dem Essen ist es wie mit dem Geld: Man kann gut haushalten, und man kann schlecht wirtschaften. Die tägliche Nahrungsaufnahme, ihre Menge und ihr Anteil bei den verschiedenen Mahlzeiten können nicht starr reglementiert werden. Die Regel, besser fünf kleine Mahlzeiten als drei große, sollte nicht einfach übernommen werden. Lebensumstände, Tagesablauf, persönliches Wohlbefinden, Möglichkeiten im Haushalt oder am Arbeitsplatz sind zu unterschiedlich, als daß sie in ein festes Eß-Schema gepreßt werden könnten. Daher ist es richtig, sich nur solche Eßgewohnheiten zu eigen zu machen, die sich den persönlichen Wünschen und Gegebenheiten anpassen können. Das soll aber nicht dazu führen, daß grundsätzliche Regeln, die eine gesunde Nahrungsaufnahme unterstützen, einfach vergessen werden.

Damit der Körper die in der Nahrung enthaltenen Vitalstoffe richtig aufnehmen und verdauen kann, fängt das richtige Essen mit dem Kauen an.

Die heute überall vorhandene Hektik, Hast und Unruhe hat auch die Eßgewohnheiten beeinflußt. Speisen werden kaum durchgekaut hinuntergeschlungen. Anstatt bewußt zu essen, wird gelesen, diskutiert, das Programm im Fernsehen verfolgt. Dabei wird die gründliche Zerkleinerung der Nahrung, das wichtige Einspeicheln sträflich vernachlässigt. Die Speicheldrüsen werden nicht trainiert, verkümmern wie die Muskeln eines Sportlers, der sein Training nicht ernst nimmt.

Die Folge: Magen und Darm werden nicht richtig angeregt, im Gegenteil, sie müssen sich mit schlecht vorbereiteten Nahrungsmengen herumplagen.

Gut gekaut ist halb verdaut! — Gut verdaut ist gut gelaunt!

Manch einer mag diese Redensarten als banal abtun. Die ständig steigende Zahl der an Erkrankungen des Magen-Darmtraktes leidenden Menschen mag ihn eines besseren belehren. Eines der Hauptübel unserer Zeit — es wird von vielen gern verschwiegen — ist die Darmträgheit, die sich zumeist mit Verstopfung manifestiert.

Hier vorzubeugen, indem die Nahrung einfach gründlicher gekaut wird, ist ein Leichtes. Dazu müssen nur andere störende Umwelteinflüsse für die Zeit des Essens ausgeschaltet werden. Aber auch noch einige andere Regeln sollten beachtet werden:

○ Immer nur kleine Bissen in den Mund nehmen.
○ Langsam und mit Behaglichkeit essen.
○ Gründlich kauen — einen Bissen bis zu 50 mal!
○ Jeden Bissen bewußt schmecken und genießen.

So wird schlampiges Essen vermieden, wird verhindert, daß schlecht gekaute und mangelhaft eingespeichelte Speisen im Magen oder Darm liegen, sich zersetzen, durch Gärung oder Fäulnis Säuren und Gase bilden, die Körpersäfte vom Darm aus vergiften.

Lebendige und tote Nahrung

Ob sich Menschen richtig oder falsch ernähren, zeigt sich nicht nur im Leben des einzelnen, sondern wirkt sich oft noch Generationen später aus. Die Engländer Campbell und Cleave haben in Untersuchungen nachgewiesen, daß bestimmte Zivilisationskrankheiten erst nach etwa 20 Jahren falscher Ernährung auftreten. Sie beobachteten in Eingeborenengebieten, daß dort weder Fettsucht, Herzinfarkte oder Zuckerkrankheiten auftraten. Das blieb aber nur so lange, wie dort die Kost ausschließlich aus selbstgemahlenem Reis bestand. Wenn die Eingeborenen auf raffinierten Reis übergingen, bei dem die Schale mit den wertvollen Vitalstoffen verlorenging, traten nach etwa zwei Jahrzehnten die in Zivilisationsländern bekannten Mangelkrankheiten auf.

Daraus folgt zweierlei: Die Entstehung der ernährungsbedingten Krankheiten geschieht meist unbemerkt. Wenn sie dann ausbrechen, kommen alle Behandlungsmaßnahmen für eine wirkliche Heilung um Jahrzehnte zu spät.

Weitaus schlimmer ist aber die Beobachtung, daß diese Krankheiten vererbt werden. So ist es auch erklärbar, daß bereits Kinder an Fettsucht erkranken. Diese Erkenntnis läßt nur einen Schluß zu: Krankheiten, die durch unsere falsche Zivilisationskost entstanden sind, können verschwinden, wenn sich Generationen wieder richtig ernähren. Das bedeutet: Verzicht auf vitalstoffarme oder gar — freie Kost! Weg von der toten, hin zur lebendigen Nahrung!

Untersuchungen haben ergeben, daß es nicht ausreicht, dem Körper Eiweiß, Kohlenhydrate, Fett, Vitamine und Mineralien zur Aufrechterhaltung seines Organismus zuzuführen. Die Nahrung muß noch lebendig sein. Nur frisch, in ungekochtem Zustand, enthält sie Fermente, Enzyme, Auxone und Wuchsstoffe, die mit ihren Kräften die Gesundheit unseres Körpers erhalten können. Diese Kräfte sind in den natürlichen Lebensmitteln, wie sie in der Natur vorgefunden werden, enthalten, und zwar im richtigen Verhältnis, auf unseren Organismus abgestimmt.

Die moderne Nahrung dagegen enthält viel zu viel bearbeitete, denaturierte Kost. Das, was für den Körper und seine Gesundheit wichtig ist, wurde ihr entzogen.

Das aus vollem Korn hergestellte Mehl war nicht lange genug haltbar. Es enthielt Fett, das bald ranzig wurde. Um aber die Versorgung vor allem in Ballungsgebieten sicherzustellen, wurde ein haltbares Mehl hergestellt. Der ölhaltige Keim wurde vom Korn getrennt, das Mehl konnte gelagert werden. Gleichzeitig wurden auch die äußeren Randschichten des Korns als „wertlos" entfernt, da man annahm, der kohlehydrathaltige Stärkekern sei das Wesentliche am Korn. Alles andere war nur Ballast.

Zu spät wurde erkannt, daß die Randschichten und der Keim wertvolle Vitalstoffe aufweisen. Der Keim enthält so konzentriertes Vitamin B1 wie kein anderes Nahrungsmittel. Ein Ausgleich ist somit auch nicht möglich. Daher kommt es, daß in zivilisierten Staaten eine ständige Unterversorgung mit Vitamin B1 herrscht. Ein Vitamin, das für die Stoffwechselvorgänge im Körper außerordentlich wichtig ist. Die Zuckerkrankheit als Folge dieses Vitamin-B-Mangels ist nur eine Erscheinung der zivilisierten Kost.*

Aber nicht nur Vitamin B1 wurde dem Korn entzogen. Andere Vitalstoffe wie Vitamin E, Kalium, Calzium und Eisen gingen ebenfalls verloren.

In diesem Zusammenhang muß noch auf ein anderes Lebensmittel ohne Vitalstoffe hingewiesen werden: Industriezucker oder auch Haus-

---

* Siehe auch „Trotz Diabetes unbeschwert leben", Englisch Verlag, Wiesbaden.

haltszucker. Um ihn im Körper abzubauen, wird Vitamin B benötigt wird. Beim gleichzeitigen Genuß von Auszugsmehlen, denen Vitamin B entzogen wurde, und Zucker, der zum Abbau eben jenes Vitamins benötigt, muß es zwangsläufig zu Mangelerscheinungen kommen. Ernährungswissenschaftler sprechen deshalb auch von „Lebensmitteln" und „Nahrungsmitteln".

Zu den Lebensmitteln zählen sie naturbelassene, oder nur mechanisch oder fermentativ (durch Gärung) veränderte Nahrung. Ohne sie ist keine Gesundheit möglich.

Nahrungsmittel können die Gesundheit ihrer Meinung nach nicht erhalten. Sie sind durch Erhitzung, Konservierung und Präparierung so denaturiert, daß sie nur Teilaufgaben erfüllen können. Sie gelten als „tote" Nahrung. Da wir uns aber überwiegend mit solcher Kost ernähren, leiden wir zwangsläufig an Vitalstoffmangel.

Seine Auswirkungen wurden schon bei den zivilisationsbedingten Krankheiten beschrieben. Krankheiten, die nicht durch das Alter entstehen, sondern wegen ihrer oft langen Anlaufzeit erst im Alter bemerkt werden.

Gifte in den Lebensmitteln

Leider ist es unumgänglich geworden, auf die Gefahren hinzuweisen, die uns heute durch eine verseuchte Umwelt drohen. Zwar gibt es schon viele Gesetze, die uns schützen sollen, dennoch werden wir ständig weiter vergiftet. Davor kann uns auch kein noch so gut gemeintes Lebensmittelgesetz schützen.

Allerdings ist das Umweltbewußtsein in der jüngsten Zeit deutlich gewachsen. Daher soll an dieser Stelle auch sattsam Bekanntes nicht wiederholt werden. Im Zusammenhang mit Vitalkost und im besonderen mit Frischkost bedarf es aber einiger Erklärungen, die in den nächsten Kapiteln folgen.

Schälen und Waschen hilft auch nicht weiter

Der Versuch, dem Verzehr von Giften zu entgehen, indem Früchte gründlich gewaschen oder geschält werden, ist sinnlos. Die Gifte, die Boden und Pflanzen „schützen" sollen, sind gleichmäßig in der ganzen Pflanze und Frucht verteilt. Damit soll dennoch nicht von einer säubernden Oberflächenbehandlung der Früchte abgeraten werden. Nur darf nicht der Eindruck entstehen, damit sei alles Gift abgewaschen. Schälen ist gleichfalls erfolglos. Im Gegenteil: Gerade in und unter der Schale sind Wirkstoffe zu finden, die zu einer Entgiftung der mit der ganzen Frucht aufgenommenen Gifte beitragen können. Vor allem die Leber als unser wichtigstes Entgiftungsorgan benötigt ausreichend Vitalstoffe, um ihre Aufgabe wahrzunehmen. Und die Vitalstoffe sind meist in der Hülle der Frucht enthalten.

Wer nun glaubt, er könne einer möglichen Vergiftung dadurch entgehen, daß er statt Pflanzen und Früchten Vitaminpräparate schluckt, irrt sich gewaltig. Die zivilisationsbedingten Krankheiten sind nicht auf die Gifte in Nahrungsmitteln zurückzuführen, sondern das Ergebnis bisheriger falscher Ernährung. Ihnen kann man nur durch Umstellung auf gesunde Ernährung begegnen. Um der schleichenden Giftzufuhr zu entgehen, sind drastische Maßnahmen der Behörden und des Staates notwendig. Gift und Zivilisationserkrankung sind also zwei unterschiedliche Komplexe, die auf verschiedene Weise bekämpft werden müssen.

Als Gemeinschaftsaufgabe stellt sich die Reinhaltung des Wassers, der Luft und des Bodens, die Abkehr von der Verwendung gesundheitsschädlicher Spritz- und Düngemittel, die in unsere Nahrung gelangen können. Aufgabe des einzelnen ist es, für eine ausgewogene gesundheitserhaltende und gesundheitsfördernde Kost zu sorgen. Sie soll reich an Vitalstoffen und arm an „toten" denaturierten Nahrungsmitteln sein.

Die Selbstheilungskräfte wecken

Im Jahrhundert der Chemie ging der Medizin eine wichtige Aufgabe immer mehr verloren: anstatt die Selbstheilungskräfte des Körpers zu mobilisieren, wurden mehr und mehr Symptome einer Krankheit bekämpft, weniger ihre Ursache. Dabei wurde ein alter Grundsatz früherer Ärzte vernachlässigt. Nicht der kranke Mensch war zu heilen, sondern sein Organismus mußte so unterstützt werden, daß er sich selbst heilen konn-

te. Eine kranke Zelle, die geschädigt, verschlackt oder auch nur erschöpft ist, regeneriert sich meist von selbst, wenn sie von dem befreit wird, was krank macht oder wenn man ihr gibt, was ihr fehlt. Auf diese Weise wird ihre gesunde Struktur wiederhergestellt, sie regeneriert sich. Diese von der Natur aus den Zellen und Organen mitgegebene Möglichkeit der Selbstreparatur und Selbstheilung führt bei Anregung oder Stärkung von außen zu oft erstaunlichen Ergebnissen, die nicht immer den Beifall der Schulmedizin finden. Häufig werden die Methoden zur Regeneration als Scharlatanerie abgetan, nur weil sie nicht in ein beweisbares Schema passen. Dabei lassen sich viele Beispiele finden, die die These von der Selbstheilung des Körpers beweisen.
Entscheidend ist dabei, daß jede Behandlung einer Krankheit die Kenntnis ihrer Ursachen voraussetzt. Dann ist auch eine echte Heilung, die Regeneration möglich. Die Betonung liegt auf dem Wort Heilung. Eine Linderung der Symptome ist noch lange keine Heilung. Das wird oft auch von Patienten verwechselt. Ein typisches Beispiel: Bei Stuhlverstopfung wird ein Abführmittel genommen. Es hilft einige Zeit, dann muß ein stärkeres Präparat her. Und so geht es immer weiter, bis eine echte Behandlung zu spät kommt. Die Ursache zu bekämpfen, die Ernährung auf eine ballastreiche, den Darm anregende, die Verdauung fördernde Kost umzustellen, hätte zwar nicht sofort Hilfe, aber auf Dauer Heilung gebracht.

Ballaststoffe sind lebenswichtig

Erst in jüngster Zeit ist die Bedeutung der Ballaststoffe wieder in das Bewußtsein der medizinischen Forschung zurückgekehrt: Wer viel ballaststoffreiche Kost zu sich nimmt, hat große gesundheitliche Vorteile — und wird unerwünschte Pfunde leichter los als mit derselben Kalorienmenge ballaststoffarmer Nahrungsmittel.
In einer Zeit, in der es nur um Kohlehydrate ging, also nur um Stoffe, die uns die nötige Energie liefern, achtete man kaum darauf, woher sie kamen. Es wurde nur rechnerisch dargestellt, in welchen Nahrungsmitteln wie viele Kohlehydrate vorhanden sind. Und damit sind auch die „veredelten" Auszugsmehle und Zucker reichlich gesegnet. Was ihnen aber fehlt — neben den bereits angeführten Vitalstoffen — sind Faserstoffe. Wie wichtig sie sind, wurde erst nach und nach deutlich.

Bei dem als Ballaststoff bezeichneten Faseranteil pflanzlicher Kost handelt es sich um Kohlehydrate, die vom Menschen nicht verdaut werden können. Die Fasern sind von Pflanze zu Pflanze unterschiedlich und wirken auch anders. Deshalb ist es wichtig, möglichst verschiedene Früchte, Gemüse oder Vollkorngetreide zu sich zu nehmen. Man wird schneller satt, obwohl man weniger Kalorien zu sich nimmt. Bekommt der Körper weniger Kalorien, zehrt er vom eigenen Körperfett, das auf diese Weise abgebaut wird. Neben einem Verlust an Gewicht wird auch die Darmträgheit aktiviert.

Um dies verständlich zu machen, sollte kurz der Gang der Nahrung durch die verschiedenen Verdauungsstufen geschildert werden:

Wenn wir etwas Eßbares in den Mund gesteckt haben, dauert es kurze Zeit, bis das Hungergefühl zurückgeht. Besteht die Nahrung nun aus ballaststoffarmer Kost, dazu zählen Zucker genauso wie Weißbrot und Teigwaren — sind nur wenige Kaubewegungen nötig, bevor alles hinuntergeschluckt wird. Viele Kalorien gelangen so schnell in den Magen, daß der Körper nicht schnell genug „aufhören" sagen kann, weil er genug hat. Faserreiche Kost dagegen muß gründlich zerkaut werden, man ißt langsamer, der Körper hat so eher die Möglichkeit, „Halt" zu sagen. (Vom richtigen Essen war bereits im Kapitel „Ernährungsfehler" gesprochen worden.)

Die meisten Ballaststoffe wirken wie ein Schwamm. Schon während des Kauens und später auch im Magen saugen sie sich mit Körpersäften voll. Dadurch schwellen sie zu einem größeren Volumen an, geben eher ein leichtes Völlegefühl und stillen so rascher den Hunger — allerdings mit weniger Kalorien. Faserkost bleibt auch länger im Magen als vitalstoffarme Nahrung. So ist es auch leichter, die nächste Mahlzeit hinauszuschieben oder gar auf sie zu verzichten.

Beim Verdauen werden Kohlehydrate in Glukose und andere Zuckerarten aufgespalten, die dann ins Blut gelangen. Bei hohem Blutzuckerspiegel bleibt das Hungergefühl aus, bei niedrigem meldet es sich recht deutlich. Aus natürlichen, ballaststoffreichen Kohlehydraten gewonnener Zucker wird langsam verdaut und vom Körper aufgenommen als raffinierter Zucker wie er in Weißbrot, Kuchen und Süßigkeiten enthalten ist. Der Blutzuckerspiegel bleibt so länger auf einer höheren Stufe, das Sättigungsgefühl länger erhalten.

Faserreiche Nahrung wird wesentlich schneller durch den Darm geschleust als veredelte, vorgefertige Kost. Die ballaststoffreiche, bzw. faserreiche Nahrung ist unverdaulich und trägt daher zu einer beschleunigten Stuhlentleerung bei. Das Risiko von Darmbeschwerden bis hin zum Dickdarm- und Mastdarmkrebs wird durch ballaststoffreiche Ernährung erheblich gemindert. Ein gesunder Mensch sollte täglich etwa 40 Gramm Ballaststoffe zu sich nehmen. Zwei mittelgroße Äpfel enthalten beispielsweise fünf Gramm Fasern.

Gewichtsprobleme müssen nicht sein

Vitalstoffmangel durch falsche Ernährung ist der Krankmacher Nummer 1. Überernährung nimmt schon den zweiten Platz ein. Das läßt sich durch einige Zahlen deutlich belegen: Ein Übergewicht von nur 10% verkürzt bereits die Lebenserwartung um 17%. Bei einem Drittel zuviel an Lebensgewicht reduziert sich die Lebenserwartung um 40 Prozent. Daß es sich bei der Übergewichtigkeit nicht um ein Minderheitenproblem handelt, beweist wieder die Statistik: Sie geht davon aus, daß etwa 40 Prozent der weiblichen und 35 Prozent der männlichen bundesrepublikanischen Bevölkerung zuviel Pfunde mit sich herumschleppen.

Nun kann man einem Menschen das Übergewicht nicht so einfach ansehen. Die verschiedenen Körpertypen sagen noch lange nichts über das richtige Gewicht aus. So manch wohlproportionierte Frau ist davon überzeugt, mit ihrem Gewicht bereits über der „Norm" zu liegen, obwohl dem nicht so ist. Hier spielt oft die Psyche eine Rolle. Wenn jemand eine bestimmte Vorstellung von der Idealfigur einer Frau hat, findet er sich sehr schnell zu „dick". Dabei kann das Gewicht durchaus in Ordnung sein.

Wer also von der Statur her rundlich ist, sollte gar nicht erst versuchen, sein Aussehen durch Gewichtsreduktion zu verändern. Entweder scheitert er bei diesem Versuch oder macht sich durch Fehlernährung erst krank.

Anders sieht es beim krankhaft Dicken aus. Er leidet meist an einer ernährungsbedingten Zivilisationskrankheit. Für ihn gilt es, sein Gewicht wieder zu normalisieren, um weitere Zivilisationsschäden zu vermeiden. Dazu zählen Gefäßschäden der Arteriosklerose wie auch Erkrankungen des Bewegungsapparates.

Um diese Gesundheitsprobleme in den Griff zu bekommen, ist es gar nicht so wichtig, den alten Grundsatz von der Halbierung der Nahrungsaufnahme zu praktizieren. Viel entscheidender ist es heute, das Richtige zu essen. Wer lange Zeit auf wichtige Nahrungsmittel verzichtet, mutet seinem Körper nicht nur viel zu, sondern schädigt ihn oft auf die Dauer.

Die Lösung des Problems liegt also in einer ausgewogenen vitalstofffrei-chen Ernährung. Dazu zählte neben der Vollwertkost * auch die Frisch-kost, die etwa ein bis zwei Drittel der täglichen Nahrungsmenge betra-gen sollte.

Keine Sorge mit der Taille

Da fast die Hälfte der Bevölkerung von Übergewicht geplagt ist, darf man getrost davon ausgehen, daß jeden Tag einige Millionen Menschen in der Bundesrepublik den Vorsatz fassen: „Ich nehme ab!" Doch der Weg ist schwer. Die guten Vorsätze halten meist nur bis zum nächsten Tag, werden verschoben und bald ganz vergessen. Eigentlich ist das auch verständlich. Denn nichts fällt schwerer als seine Eßgewohnheiten umzustellen. Und so ist es fast nicht verwunderlich (oder ist es eher er-schreckend?), daß das Heer der Über-Pfundigen täglich wächst. Der Arzt nennt sie „fettsüchtig". Und er sagt auch, daß sie krank sind. Damit hat er auch nicht unrecht.
Doch warum gelingt der Kampf um Gramm und Taille einfach nicht? Liegt es an den Diäten, die so zahllos immer wieder neu angeboten wer-den? Wohl kaum. Es liegt an jedem selbst! Es liegt an den liebgeworde-nen Eßgewohnheiten, die aufgrund der heute vielfach fabrikmäßig vor-bereiteten Nahrungsmittel verlocken und den Körper mit Kalorien regel-recht aufpumpen. Deshalb enthält dieses Buch auch keine Diäten, die Ihnen innerhalb weniger Tage ein Erfolgserlebnis bescheren würden. Denn die meisten Diäten haben den Nachteil, daß sie schwer einzuhal-ten sind und ihr Erfolg auch nicht auf ewige Zeiten festgeschrieben ist. Im Gegenteil: Eine Diät, die in wenigen Tagen das Gewicht um etliche Pfunde schrumpfen läßt, ist keine Wunderkur. Mit ihr wird nur Wasser ausgeschwemmt, das sich nach und nach doch wieder im Gewebe sam-melt.
Um eine schlanke Taille zu bekommen und sie zu erhalten, ist eine Um-kehr zur natürlichen Ernährung unumgänglich. Das verlangt ein wenig Selbstbeherrschung. Denn oft dauert es seine Zeit, bis sich der Körper auf die natürlichere Lebensweise eingestellt hat und sein Fett abbaut. Aber dann ist es einfach, das Gewicht zu halten. Denn ein gesunder Or-ganismus verlangt nur nach der Nahrung und Nahrungsmenge, die er braucht, um gesund zu bleiben. Und gesund heißt in diesem Fall auch schlank.

---

* Siehe auch „Vollwertkost", Englisch Verlag, Wiesbaden.

Das richtige Gewicht

Das richtige Gewicht ist nicht nur eine Frage des eigenen Wohlbefindens. Wer sich mit nur fünf Kilogramm Übergewicht durchs Leben schleppt, schadet seinem Organismus mehr als ein Raucher mit 25 Zigaretten täglich!

Der Gang zur Waage ist also unerläßlich. Und ein Blick in eine Gewichtstabelle ebenfalls. Nun gibt es heute Formeln, mit denen sich angeblich das persönliche Idealgewicht errechnen läßt. Man muß diese Formeln nicht ständig im Kopf haben. Eine Tabelle tut's auch. Und geringfügige Abweichungen von der Idealmarke sind auch keine Sache, die direkt unter die Haut gehen sollte.

Frauen
25 Jahre und älter, Idealgewicht in kg

Größe cm	leichter Knochenbau	mittelschwerer Knochenbau	schwerer Knochenbau
149	42,3-45,4	44,1—49.4	47,8—54,9
150	42,7—45,9	44,5—50,0	48,2—55,4
151	43,0—46,4	45,1—50,5	48,7—55,9
152	43,4—47,0	45,6—51,0	49,2—56,5
153	43,9—47,5	46,1—51,6	49,8—57,0
154	44,4—48,0	46,7—52,1	50,3—57,6
155	44,9—48,6	47,2—52,6	50,8—58,1
156	45,4—49,1	47,7—53,2	51,3—58,6
157	46,0—49,6	48,2—53,7	51,9—59,1
158	46,5—50,2	48,8—54,3	52,4—59,7
159	47,1—50,7	49,3—54,8	53,0—60,2
160	47,6—51,2	49,9—55,3	53,5—60,8
161	48,2—51,8	50,4—56,0	54,0—61,5
162	48,7—52,3	51,0—56,8	54,6—62,2
163	49,2—52,9	51,5—57,5	55,2—62,9
164	49,8—53,4	52,0—58,2	55,9—63,7
165	50,3—53,9	52,6—58,9	56,7—64,4
166	50,8—54,6	53,3—59,8	57,3—65,1
167	51,4—55,3	54,0—60,7	58,1—65,8
168	52,0—56,0	54,7—61,5	58,8—66,5
169	52,7—56,8	55,4—62,2	59,5—67,2
170	53,4—57,5	56,1—62,9	60,2—67,9
171	54,1—58,2	56,8—63,6	60,9—68,6
172	54,8—58,9	57,5—64,3	61,6—69,3
173	55,5—59,6	58,3—65,1	62,3—70,1
174	56,3—60,3	59,0—65,8	63,1—70,8
175	57,0—61,0	59,7—66,5	63,8—71,5
176	57,7—61,9	60,4—67,2	64,5—72,3
177	58,4—62,8	61,1—67,8	65,2—73,2
178	59,1—63,6	61,8—68,6	65,9—74,1
179	59,8—64,4	62,5—69,3	66,6—75,0
180	60,5—65,1	63,3—70,1	67,3—75,9
181	61,3—65,8	64,0—70,8	68,1—76,8
182	62,0—66,5	64,7—71,5	68,8—77,7
183	62,7—67,2	65,4—72,2	69,5—78,6
184	63,4—67,9	66,1—72,9	70,2—79,5
185	64,1—68,6	66,8—73,6	70,9—80,4

Männer
25 Jahre und älter, Idealgewicht in kg

Größe cm	leichter Knochenbau	mittelschwerer Knochenbau	schwerer Knochenbau
159	51,6—55,2	54,3—59,6	58,0—64,8
160	52,2—55,8	54,9—60,3	58,5—65,3
161	52,7—56,3	55,4—60,9	59,0—66,0
162	53,2—56,9	55,9—61,4	59,6—66,7
163	53,8—57,4	56,5—61,9	60,1—67,5
164	54,3—57,9	57,0—62,5	60,7—68,2
165	54,9—58,5	57,6—63,0	61,2—68,9
166	55,4—59,2	58,1—63,7	61,7—69,5
167	55,9—59,9	58,6—64,4	62,3—70,3
168	56,5—60,6	59,2—65,1	62,9—71,1
169	57,2—61,3	59,9—65,8	63,6—72,0
170	57,9—62,0	60,7—66,6	64,3—72,9
171	58,6—62,7	61,4—67,4	65,1—73,8
172	59,4—63,4	62,1—68,3	66,0—74,7
173	60,1—64,2	62,8—69,1	66,9—75,5
174	60,8—64,9	63,5—69,9	67,6—76,2
175	61,5—65,6	64,2—70,6	68,3—76,9
176	62,2—66,4	64,9—71,3	69,0—77,6
177	62,9—67,3	65,7—72,0	69,7—78,4
178	63,6—68,2	66,4—72,8	70,4—79,1
179	64,4—68,9	67,1—73,6	71,2—80,0
180	65,1—69,6	67,8—74,5	71,9—80,9
181	65,8—70,3	68,5—75,4	72,7—81,8
182	66,5—71,0	69,2—76,3	73,6—82,7
183	67,2—71,8	69,9—77,2	74,5—83,6
184	67,9—72,5	70,7—78,1	75,2—84,5
185	68,6—73,2	71,4—79,0	75,9—85,4
186	69,4—74,0	72,1—79,9	76,7—86,2
187	70,1—74,9	72,8—80,8	77,6—87,1
188	70,8—75,8	73,5—81,7	78,5—88,0
189	71,5—76,5	74,4—82,6	79,4—88,9
190	72,2—77,2	75,3—83,5	80,3—89,8
191	72,9—77,9	76,2—84,4	81,1—90,7
192	73,6—78,6	77,1—85,3	81,8—91,6
193	74,4—79,3	78,0—86,1	82,5—92,5
194	75,1—80,1	78,9—87,0	83,2—93,4
195	75,8—80,8	79,8—87,9	84,0—94,3

Überlegtes Essen — gesundes Essen

Die Ausrede mit der Drüsenstörung

Nicht selten führen Übergewichtige ihre Fettsucht auf eine Störung ihrer Drüsen zurück. Das habe ihrer Meinung nach nichts mit dem Essen zu tun. Damit glauben sie dann, von allen Ernährungsrichtlinien befreit zu sein. Nun weiß man aber, daß höchstens fünf Prozent der Fettsüchtigen ihr zu hohes Gewicht tatsächlich auf Störungen der inneren Drüsen zurückführen können.

Das bedeutet aber nicht, daß sie nicht auch mit richtiger Ernährung zu einem erträglichen Gewicht kommen könnten, das ihnen Folgeerkrankungen erspart. Nur muß hier die Ernährung so zusammengestellt werden, daß sie auf eine bessere Drüsentätigkeit abzielt und somit auch Heilung bringt. Eine kurzfristige Gewichtsabnahme hilft gar nichts.

Der individuelle Nahrungsbedarf

Ein Leben nach Kalorientabelle ist nicht nur lästig, es ermüdet geradezu und führt so auf lange Sicht nicht zum gewünschten Erfolg der Gewichtsnormalisierung. Vor allem suggeriert das Kalorienzählen, daß die Fettsucht ausschließlich durch zuviel Essen entstehe. Wer also F. d. H. lebt, kann nur kurzfristig einen Erfolg verbuchen. Eine nachhaltige Besserung oder gar Heilung vermag die eingeschränkte Kalorienzufuhr nicht zu bewirken. Lediglich die Symptome werden unterdrückt. Denn die inneren Stoffwechselstörungen werden ja nicht berücksichtigt. Vorbeugung mit vitalstoffreicher Nahrung hilft langfristig auch.

Natürlich kann man seinen Magen erziehen und ihn in kleinen Schritten an geringere Portionen gewöhnen. Das ist bei jedem Menschen unterschiedlich. Am leichtesten geht das mit Nahrungsmitteln, die zwar ein großes Volumen, aber einen geringen Nährwert haben. Unverdauliche Faserstoffe eignen sich wie schon beschrieben — hierzu besonders gut.

Schlankheitssünden

Die Versuchung lauert überall: Da ist das kleine Bier gegen den großen Durst, die Praline beim Nachmittagskaffee, die Knabberei vor dem Fernseher. Das sind die heimlichen Dickmacher, die jeder Diät oder auch gesunden Ernährung Tiefschläge versetzen. Zwischenmahlzeiten sind dem Gesunden erlaubt. Wer die Sünden vergangener Jahre wettmachen und seinen Körper auf gesundes Essen umstellen möchte, der sollte Knabbereien und Snacks zunächst vermeiden, bis er sein Idealgewicht erreicht hat.

Diätbemühungen haben nur dann Erfolg, wenn — auf die schnelle Schnitte Brot vor dem Zubettgehen verzichtet wird;

— beim Kochen nicht zuviel probiert wird;

— nach einem „Sündenfall" die Diät nicht abgebrochen wird;

— Kummer und seelische Störungen nicht mit mehr Essen oder Getränken bekämpft werden;

— den Verführungen oder abwertenden Bemerkungen von Freunden keine Beachtung geschenkt wird.

Gesund bleiben — gesund werden mit Frischkost

Das Geheimnis neuer Vitalität ist uralt

Kein Zweifel: Diemeisten Menschen sind erst dann bereit, ihre Gewohnheiten zu ändern, wenn es ihnen schlecht geht. Das gilt in ganz besonderer Weise für die Gesundheit. Solange wir uns wohlfühlen, uns keine Beschwerden plagen, leben wir munter drauflos. Es wird das gegessen, was auf den Tisch kommt. Erst wenn's zu spät ist, beginnen wir, uns auf natürliche Nahrungsmittel zu besinnen. Mit „strenger" Diät soll dann das wieder gerichtet werden, was jahrelang falsch gemacht wurde.
Doch meist ist es für eine Heilung zu spät. Es gilt schon als Erfolg, wenn wenigstens ein Fortschreiten der Krankheit vermieden wird. Dabei ist es so einfach, es erst gar nicht soweit kommen zu lassen. Viele Menschen haben das bereits begriffen. Die Rückbesinnung auf naturbelassende Kost und somit auf gesunde Ernährung ist der beste Beweis dafür. Aber es leben auch viele Menschen unbewußt ungesund. Experten schätzen, daß etwa 80 Prozent der deutschen Bevölkerung in irgendeiner Weise nicht gesund sind. Rund ein Drittel der Bevölkerung in der Bundesrepublik ist sogar chronisch krank. Ein paar Zeilen machen deutlich, wie erschreckend der Gesundheitszustand der Bevölkerung inzwischen ist:

Rund 98 Prozent der Zehnjährigen haben heute Zahnkaries. Jeder Dritte stirbt an Herz- oder Kreislaufkrankheiten. Rund 5 Millionen Arbeitstage gehen jährlich wegen Rheumaerkankung verloren. Der volkswirtschaftliche Schaden durch Krankheit hat die 100-Milliarden-Mark-Grenze längst überschritten. Das aber ist den wenigsten bewußt.
Vielmehr wird heute angenommen, daß die Menschheit aufgrund von besseren Medikamenten und Behandlungsmöglichkeiten viel gesünder geworden sei. Daß dies ein Trugschluß ist, können die Krankenkassen statistisch eindeutig beweisen. Es sind vor allem die bereits erwähnten Zivilisationskrankheiten, die aufgrund falscher Ernährung in erschreckender Weise zugenommen haben und weiter ansteigen. Es regt sich kaum jemand darüber auf, daß die Stuhlverstopfung bei den über 50jährigen Frauen schon „selbstverständlich" ist. Statistiker nehmen an, daß rund 80 Prozent von ihnen ihre Verdauung nur noch mit Abführ-

mitteln regeln können. Stoffwechselstörungen, die zu Gicht, Diabetes, Steinbildung oder Gefäßerkrankungen führen, die den Bewegungsapparat schädigen, sind ebenfalls eine Folge falscher Ernährung.

Doch wem ist das schon bewußt? Und wieso konnte es dazu kommen? Die Antwort hierauf ist eigentlich ganz einfach: Wir haben es verlernt, natürlich zu essen! Rund 90 Prozent der Bevölkerung ist verstädtert, ist auf die moderne Technik angewiesen. Um diese Massen zu ernähren, mußten neue Versorgungsmöglichkeiten entwickelt werden. Auf diese Weise wurden viele natürliche Nahrungsmittel einem Prozeß unterzogen, der sie denaturierte, wichtige Stoffe vernichtete. Als Ausgleich bot die Pharmazie Mittel an, die angeblich den Mangel an Vitaminen oder Mineralien ausgleichen sollte.

Daß dies nicht gelingen konnte, wird deutlich, wenn man bedenkt, daß zahlreiche Vitalstoffe in Pflanzen noch gar nicht nachgewiesen werden konnten, bis heute unentdeckt sind, und somit auch nicht chemisch „nachgebaut" werden können. Sie fehlen also in der Zivilisationskost, führen zu Mangelerscheinungen, die oft erst Generationen später zu Krankheiten ausarten.

Um diesen Folgen zu begegnen, die Vitalität des zivilisationsgeschädigten Organismus wiederherzustellen, muß ernährungsphysiologisch ein Weg begangen werden, den unsere Vorfahren als selbstverständlich ansahen: Zurück zur vitalstoffreichen Ernährung! Es darf nicht mehr angenommen werden, daß eine Ernährung schon dann als vollwertige gilt, wenn der Gehalt an Eiweiß, Kohlehydraten, Fett und Mineralstoffen rechnerisch stimmt. Es gibt weitere, entscheidende Wirkstoffgruppen, die eine Nahrung erst vollwertig machen. Dazu gehören unter anderem Fettsäuren, Fermente und Aromastoffe. Nur sie können dazu beitragen, daß der Organismus in ausreichender Weise mit allem versorgt wird, damit er seine Vitalität und seine Gesundheit erhält — oder zurückgewinnt.

Was den Wert der Frischkost ausmacht

Es gibt gar keinen Zweifel: Die wertvollsten Lebensmittel sind die natürlichen. Unter den pflanzlichen sind es die Getreidekörner, Nüsse, frisches Gemüse und rohes Obst, unter den tierischen die naturbelassene Milch und rohe Eier.

Danach folgen die mechanisch bearbeiteten Lebensmittel, wie kalt gepreßte Öle aus Pflanzen, Vollkornmehle, Salate aus Frischgemüsen, aus Obst gewonnen naturtrübe Frischsäfte. Magermilch und Buttermilch sowie Butter und Quark sind zwar auch noch lebendige Nahrungsmittel, doch ihnen fehlen bereits wichtige Wirkstoffe. In Untersuchungen wurde nachgewiesen, daß Säfte, Butter und Öle durch ihre Bearbeitung entscheidende Vitalstoffe verlieren. Stoffe, die noch nicht eindeutig identifiziert werden konnten, die aber in den Rückständen zurückbleiben und so zum zweitrangigen Nahrungsmittel werden.

Ihre Minderwertigkeit rührt daher, daß verschiedene Vitamine nur dann ihre volle Kraft entfalten können, wenn noch alle in der Pflanze enthaltenen Wirkstoffe vorhanden sind. Für die Praxis bedeutet dies: Frisches Obst kann nicht durch frischen Obstsaft ersetzt werden, auch wenn der Saft wiederum wertvoller als gekochtes Obst ist.

Grundsätzlich sollte also Frischkost in naturbelassenem Zustand gegessen werden. Nur so ist garantiert, daß die wertvollen Eigenfermente der Pflanzenzellen erhalten bleiben. Diese Fermente können die Verdauungstätigkeit im Körper weitgehend entlasten. Damit sie nicht zerstört werden, ist Welken oder Erhitzen über 45 Grad zu vermeiden.

Fermente, vom Fachmann auch Enzyme genannt, sind Eiweißkörper, die von lebenden Zellen gebildet werden und den Ablauf von Stoffwechselvorgängen beim Menschen wie auch beim Tier und der Pflanze ermöglichen.

Frischkost und Vitamine

Jeder Laie weiß heute, daß Vitamine für ihn lebensnotwendig sind. Aufgrund suggestiver Werbung sind die meisten Menschen allerdings der Meinung, daß sie nur ganz bestimmte Vitamine in Pillen — oder Saftform zu sich nehmen müssen, um ihren Organismus ausreichend zu versorgen. Wie falsch das ist, läßt sich schnell beweisen.

Vitamine sind organische Stoffe, die der Körper nicht selbst bilden kann. Sie müssen also von außen zugeführt werden. Da sie lebensnotwendige Vitalstoffe sind, muß der Mensch täglich eine bestimmte Menge zu sich nehmen. Im Krankheitsfall mag das eine oder andere Vitamin sogar in größeren Mengen erforderlich sein. Für den gesunden Menschen aber ist nicht nur die Menge entscheidend, sondern ihre Zusammensetzung.

Da jedes Vitamin auch seine eigene Kraft und Wirkung hat, ist es nicht möglich, ein Vitamin durch ein anderes zu ersetzen. Vitamine müssen also komplex gesehen werden, da sie auch nur gemeinsam ihre volle Wirkung entfalten können. Eine ausgewogene, nicht einseitig zusammengestellte Kost garantiert die ausreichende Versorgung des Organismus mit Vitaminen. Ausgewogen bedeutet, wasserlösliche und fettlösliche Vitamine essen. Letztere sind vorhanden in naturbelassenen Fetten, wie in Butter, Reform-Margarine, Olivenöl, Leinöl, Sonnenblumenöl oder Maiskeimöl. Wasserlösliche Vitamine finden sich in Frischkost. Beides zusammen verhindert Mangelerscheinungen wie in den Vitamintabellen auf Seite 92 beschrieben.

Die unterschiedliche Wirkung der Vitamine und ihr Vorkommen in den verschiedenen Nahrungsmitteln macht deutlich, daß jede einseitige Ernährung abzulehnen ist. Genauso falsch ist es, den täglichen Vitaminbedarf durch chemische Präparate anstelle von lebendiger Nahrung zu entdecken. Auch die noch so raffiniert zusammengestellte Vitaminpille kann nicht alle Wirkstoffe enthalten, die zum gesunden Leben notwendig sind. Es gibt lebensnotwendige Wirkstoffe, die bis heute nicht entdeckt und somit nicht hergestellt werden können.

Warum Frischkost so gesund ist

Wie bereits beschrieben, sind Vitalstoffe in der Nahrung hitzeempfindlich. So wird beispielsweise Magnesium durch Kochen fast ganz vernichtet. Vitamin A dagegen verträgt es, bis zu 120 Grad gekocht zu werden, ohne seine Wirkung zu verlieren. Allgemein aber kann festgestellt werden, daß Nahrungsmittel unter mechanischer Einwirkung, sei es Erhitzen, Konservieren oder Präparieren, geschädigt werden. Die Zusammensetzung der unterschiedlichen Wirkstoffe wird verändert, das Gleichgewicht der Vitalstoffe zerstört. Und somit wird der Grundstock für die vielen ernährungsbedingten Zivilisationskrankheiten gelegt.

Beim Kochen werden folgende Veränderungen bewirkt:
Duft- und Aromastoffe gehen verloren.
Mineralsalze werden ausgelaugt,
der Vitamingehalt wird herabgesetzt,
Fermente werden vernichtet,
der Geschmack wird in seiner natürlichen Form herabgesetzt.
Nahrung, die durch Hitze verändert wurde, bewirkt im Darm aber auch eine Anhäufung weißer Blutkörperchen. Sie sind eigentlich dazu da, Infektionen zu bekämpfen. Werden sie aber durch die Nahrungsaufnahme

ständig in den Darm beordert, bedeutet das: Sie stehen für andere notwendige Abwehraufgaben vorübergehend nicht mehr zur Verfügung. Besteht dagegen die Mahlzeit aus Frischkost oder wird mit Frischkost begonnen, werden die weißen Blutkörperchen von diesem unsinnigen Tun abgehalten.

Frischkost hat aber noch weitere gesundheitliche Vorteile. Das in grünen Blättern enthaltene Chlorophyll fördert die Durchblutung, die Blutbildung und verbessert den Blutdruck. Selbst Wunden heilen unter Einwirkung dieser Substanz besser. Für Diabetiker ist es wichtig zu wissen, daß Chlorophyll den Insulinbedarf senkt. Auch wird die Schilddrüsentätigkeit verbessert.

Wieviel Frischkost täglich?

Ernährungswissenschaftler haben die Faustregel aufgestellt, daß der gesunde Mensch ein Drittel seines Nahrungsbedarfs aus Frischkost zusammenstellen soll. Kranke, die ernährungsbedingte Beschwerden haben, sollten sogar zwei Drittel der Ernährung auf Frischkost umstellen. In Einzelfällen ist zur Intensivierung der Therapie und Vergrößerung der Heilungschancen sogar für Tage oder Wochen Frischkost als alleinige Ernährung empfehlenswert. Selbstverständlich sollte in diesen Fällen immer ein Therapeut zu Rate gezogen werden. Als Grundsatz aber kann gelten: Je mehr Frischkost verzehrt wird, desto größer ist die vorbeugende oder heilende Wirkung.

Pflanzliches Eiweiß reicht aus

Auf kaum einem anderen Gebiet sind sich die Wissenschaftler so uneins, wie auf dem der Ernährung. Das mag daher kommen, daß die moderne Wissenschaft vieles einfach besser untersuchen, testen und analysieren kann. Daher ist es auch nicht verwunderlich, wenn sich Ernährungsrichtlinien ständig ändern. Galt es früher als sicher, daß der Mensch täglich etwa 140 Gramm Eiweiß brauche, so weiß heute jeder, daß etwa 70 Gramm völlig ausreichend sind. Inzwischen gibt es auch Erkenntnisse, daß 35 Gramm Eiweiß pro Tag völlig genügen.

Noch bedeutender dürfte aber die Einsicht sein, daß dieses Eiweiß nicht aus tierischen Produkten stammen muß. Wichtig ist nur zu wissen, daß die geringen Eiweißmengen dann genügen, wenn die Nahrung in ausreichendem Maße aus unerhitzter Pflanzenkost besteht. Natürlich muß die übrige Nahrung die notwendigen Nähr- und Vitalstoffe enthalten. Aus diesem Grunde soll in diesem Buch auch nicht die Frischkost als alleinige Form der Ernährung angepriesen werden. Vielmehr soll sie einen wichtigen Bestandteil der täglichen Nahrung ausmachen.

Sozusagen als zweite Säule der gesunden Ernährung werden deshalb im Rezeptteil auch Gemüsegerichte aufgeführt. Wie bereits geschildert, werden beim Kochen zwar Wirkstoffe vernichtet — aber nicht alle. Und wie wichtig faserreiche Kost für die Verdauung, für den Stoffwechsel und ein gesundes Befinden ist, wurde ausführlich dargestellt.

Grundlagen der Frischkost

Sämtliche Gemüsesorten sind zur Frischkost geeignet. Hülsenfrüchte, Kastanien oder Kartoffeln ausgenommen. Schon beim Einkauf sollte darauf geachtet werden, daß die Gemüsesorten frisch sind. Welkes Gemüse hat schon einiges an Vitalstoffen verloren. Vor allem sind es die Vitamine A und B, die durch lange Lagerung verlorengehen. Das Gemüse sollte bei etwa vier bis sechs Grad gelagert werden.

Bei der Zubereitung muß darauf geachtet werden, daß das Frischgut nur kurz gewaschen wird. Auf keinen Fall vor dem Waschen zerkleinern. Die äußeren Blätter nicht als Abfall wegpflücken. Oft sind in ihnen die wichtigen Vitalstoffe viel gedrängter vorhanden, als in den inneren Teilen. Wenn Frischkost zubereitet wurde, sollte sie sofort verzehrt werden. Und noch ein Tip: Essig und Zitrone wirken bakterientötend, ebenso Knoblauch und Zwiebeln.

Es empfiehlt sich, Frischkost immer vor den Mahlzeiten zu essen. Am besten ist es, zwei Drittel der Frischkost aus Gemüse, das andere Drittel aus rohem Obst zusammenzustellen.

Der frühere Präsident des Weltbundes zum Schutz des Lebens, Dr. med. M. O. Bruker, hat aus seiner Erfahrung und Praxis eine Kombination zusammengestellt, der bis heute nichts Gleichartiges entgegenzusetzen ist. Er empfiehlt bei der Frischkost eine Zusammenstellung von Gemüsen, die unter der Erde und über der Erde gewachsen sind.

Die richtige Mischung: über und unter der Erde gewachsen

Hier einige Rezepte, die sich bewährt haben:

Über der Erde gewachsen:

Blattsalat: Kleinschneiden und mit Sahne, Öl, Zitrone und grünen Kräutern anmachen.

Blumenkohl: Fein zerreiben und mit Sahne und Kokosraspeln servieren.

Gurken: In Scheiben schneiden und anmachen mit Bioghurt, Dill, Petersilie, Schnittlauch und Öl. Mit Tomatenscheiben garnieren.

Weißkohl: Fein schneiden, anmachen mit Öl, Zitrone, Schnittlauch, schwarzem Pfeffer und Rosmarin.

Kürbis: Mit Roter Bete zusammen zerreiben und mit Äpfeln, Nüssen und Sauermilch anmachen.

Rotkohl: Fein schneiden, servieren mit Öl, Zitrone und Äpfeln.

Spinat: In feine Streifen schneiden und mit Öl, Zitrone und feingehackten Zwiebeln vermengen.

Tomaten: Vierteln und mit Öl, Obstessig und Zwiebeln servieren.

Paprika: In Streifen schneiden und servieren mit Öl, Obstessig und Zitrone.

Sauerkraut: Mit Sonnenblumenöl, Zwiebeln und geriebenem Meerrettich servieren.

Obstsalat: Aus Obst und Südfrüchten der Saison herstellen und mit Bioghurt, Nüssen, Sahne und Milch verfeinern.

Unter der Erde gewachsen:

Schwarzwurzeln: Fein zerrieben und mit süßer Sahne und Kokosraspeln vermengen.

Rote Bete: Fein zerreiben und servieren mit Nüssen, süßer Sahne, geriebenen Äpfeln, einer feingeschnittenen Zwiebel, Öl, Zitrone, Schnittlauch und Petersilie.

Möhren: Reiben, mit geriebenen Äpfeln vermengen und verfeinern mit gemahlenen Nüssen, Zitronensaft, Schnittlauch und Petersilie.

Radieschen und Rettich: In feine Streifen schneiden, mit Voll-Meersalz (geringe Menge!), Petersilie, Schnittlauch und Dill anmachen.

Sellerie: Fein reiben, verfeinern mit Äpfeln, Nüssen und roher Milch.

Steckrüben: Fein reiben, mit Sahne, Zitrone, Öl und Petersilie servieren.

Pastinaken: Fein zerreiben und anmachen mit Zitrone, süßer Sahne, geriebenen Nüssen und — nach Geschmack — Apfelraspeln.

Rezeptteil

Saucen und Tunken

Grund-Sauce
3 El. Öl
2 El. Obstessig
frisch gehackte Petersilie
frisch gehackter Dill
1 Tl. Senf
1/2 Tl. Hefepaste oder Hefe-Extrakt
gut mischen und gekühlt servieren.

Kräuter-Sauce
je 3 El. saure Sahne und Gemüsebrühe
je 1 Tl. Senf und Zitronensaft
1 El. Öl
frisch gehackte Kräuter
gut mischen und gekühlt servieren.
Diese Saucen können mit Sahne, Wasser oder Gemüsebrühe beliebig
verlängert werden. Am einfachsten ist es jedoch, alle Salate entweder
mit Zitronensaft und Öl, oder aber mit Essig und Öl anzurichten.

Pikante Sauce
für zwei Personen
1/8 l fettarmer Kefir
1/2 Becher Sahne-Dickmilch
1 zerriebene Knoblauchzehe
2 Tl. gemischte Kräuter
einige Spritzer Zitronensaft
1 hartgekochtes Ei, zerkleinert
Salz und Pfeffer
Die Zutaten gut vermischen und pikant abschmecken.

Weinessig
1/2 l Rotwein
1/2 l Obstessig
2 bis 3 geschälte, kleingeschnittene Knoblauchzehen
Estragon
Pfefferkörner
Thymiansamen
Oregano oder Basilikum (nach Belieben)
Den Rotwein mit Essig vermischen. Knoblauch, einen kleinen Zweig frischen (oder etwas getrockneten) Estragon, ein paar Pfefferkörner, eine reichliche Prise Thymiansamen und nach Wunsch noch ein wenig Oregano oder Basilikum hinzufügen.
Das Ganze in eine Flasche gießen, verschließen und einige Wochen stehen lassen. Aus dieser Mischung wird mit der Zeit Weinessig von feinstem Aroma.

Mayonnaise-Sauce
für zwei Personen
1/2 Tasse Öl
1 zerquirltes Eigelb
1/2 Teelöffel kleingehackte Zwiebeln
eine Prise Knoblauchsalz
Alle Zutaten gründlich mischen. Diese Sauce eignet sich für Kopfsalat, Endivien, Feldsalat, Kresse, Spinat, sämtliche Kohlsalate sowie Tomaten und Gurken.

Oliven-Sauce
3 bis 4 El. Olivenöl
2 El. Zitronensaft
Petersilie, Minze und Dill
gut mischen und gekühlt servieren.

Öltunke
für zwei Personen
3 El. Öl
1 Spritzer Zitronensaft
1/2 Tl. frische Kräuter
2 kleingehackte Zwiebelringe

1 Prise Knoblauch oder
1 kleingehackte Knoblauchzehe
Alle Zutaten mit einem elektrischen Mixer oder Schneebesen gut vermischen. Diese Sauce schmeckt vorzüglich zu Rübchen, Blumenkohl und
Rotkraut.

Paprika-Tomaten-Sauce
für zwei Personen
50 g rote Paprikaschoten
100 g Fleischtomaten
50 g grüne Paprikaschoten
30 g Zwiebeln
1 kleiner Becher Sahne-Dickmilch
einige Oliven
1 El gehackte Petersilie
1 El Öl
Pfeffer, Salz, Paprikapulver, Chillipulver, Tabasco.
Die Tomaten erst in heißes, dann in kaltes Wasser legen, um sie leichter
zu häuten und kleinschneiden zu können. Paprikaschoten waschen, halbieren, Kerne entfernen und die Schoten zerkleinern. Zwiebeln schälen
und kleinhacken und nach Geschmack mit einer kleingehackten Knoblauchzehe vermengen. Das Gemüse bei kleiner Hitze in dem Öl eine
halbe Stunde lang dünsten und anschließend erkalten lassen. Nun die
Dickmilch unterschlagen und das Ganze mit den Gewürzen sowie den
feingeschnittenen Oliven abschmecken. Die Sauce mit feingehackter
Petersilie garnieren.

Sauce Dijon
für zwei Personen
1/8 l Buttermilch
2 Tl. mittelscharfer Senf
1 kleiner Becher Sahnequark
2 Tl süßer Senf
1 El feingehackter Schnittlauch, Zitronensaft, Pfeffer und Salz
1 Prise Zucker
Zutaten sorgfältig vermischen und pikant abschmecken. Die Sauce paßt
zu diversen Frischsalaten.

Tomaten-Tunke
je 2 El. Obstessig und Öl
1 El. Sahne
1 El. Tomatenmark
einige Spritzer Tabasco
Pfeffer, Paprika und frische Kräuter
gut mischen und gekühlt servieren.

Vinaigrette „Pikanta"
1/2 Tasse Olivenöl
1/4 Tasse Weißwein- oder Estragonessig
2 El. Dijonsenf
1/4 Tl. Salz
frisch gemahlener schwarzer Pfeffer
2 bis 3 große Knoblauchzehen
Für die Sauce entweder alle Zutaten bei hoher Geschwindigkeit im elektrischen Mixer mehrere Minuten lang verschlagen oder nach altehrwürdiger Art vorgehen:
Essig, Senf, Salz, Pfeffer und Knoblauch vermischen. Den Knoblauch durchgepreßt oder feingehackt verwenden. Das Olivenöl nach und nach mit einer Gabel oder mit dem Schneebesen dazuschlagen, bis die Sauce emulgiert.
Frischen Knoblauch verwenden, sonst wird die Sauce nicht scharf.

Vinaigrette „Obstschale"
1/4 Tasse Obstessig
1/4 Tasse Wasser
3 bis 4 El. Zitronensaft
1/2 Tasse Distel- oder Olivenöl
1 Prise Salz
1/2 Tl Kapern
1 Knoblauchzehe
1/4 Tl. Paprika
1/8 Tl. zerstoßener Estragon
1/8 Tl. zerstoßenes Basilikum
1/8 Tl. pulverisierter Majoran
Alle Zutaten im Mixer bei hoher Geschwindigkeit einige Minuten verschlagen oder gut mit der Hand verrühren. Diese Sauce sparsam für frische Obstsalate verwenden.

Vinaigrette „Original"
1/4 Tasse Weißwein- oder Kräuteressig
1 El. Zitronensaft
1/4 Tl. Senfpulver oder 1 Tl. Dijonsenf
Salz und frisch gemahlener schwarzer Pfeffer
1/2 Tasse Olivenöl
Essig, Zitronensaft, Senf, Salz und Pfeffer vermischen. Unter Schlagen mit dem Schneebesen nach und nach das Olivenöl zugießen und weiterschlagen, bis eine Emulsion entstanden ist, das heißt, wenn sich die untereinander löslichen Flüssigkeiten in so feinen Teilchen vermischt haben, daß eine einzige, nicht mehr auseinanderfallende Einheit geschaffen wurde. Diese Sauce kann auch im elektrischen Mixer oder mit einem Rührstab hergestellt werden: einfach alle Zutaten bei hoher Geschwindigkeit einen Augenblick mixen.
Ergibt etwa eine 3/4 Tasse

Vinaigrette „Superb"
1 Rezept Vinaigrette Original
1 El gehackte Petersilie
1 El. gehackte Zwiebeln oder Schnittlauch
1 Tl. Kapern
1 durchgepreßte Knoblauchzehe
Die einfache Vinaigrette nach obenstehendem Rezept zubereiten. Petersilie, Zwiebeln oder Schnittlauch, Knoblauch und Kapern zufügen und alles gut verrühren oder in der Maschine mixen.
Für eine mildere Sauce mehr Öl verwenden.
Von der Vinaigrette lassen sich viele aromatische Saucen ableiten. Durch passiertes, hartgekochtes Ei dickt man die Sauce, alle möglichen frischen oder getrockneten Kräuter verändern nach Wunsch ihren Geschmack. Getrocknete Kräuter läßt man am besten in dem Öl etwas ausziehen. Besonders gut für Salate eignen sich Dillspitzen, Oregano, Basilikum und Estragon — aber Vorsicht bei Estragon, er schmeckt leicht vor und muß deshalb sorgfältig dosiert werden.

Zitronensauce
2 El. Öl
1 Essiggurke
1 Tl. Kapern
2 El. Zitronensaft
1 kleine, feingehackte Zwiebel
4 El. Gemüsebrühe
Minze und Estragon
gut mischen und gekühlt servieren.

Zwiebel-Sauce
2 El. Öl
2 El. Obstessig
1 El. Sahne
1 kleine, gehackte Zwiebel
Dill, Kresse, Petersilie und Schnittlauch gut mischen und gekühlt servieren.

Frischkost-Salate von A bis Z

Avocado-Salat
1 kleiner Kopfsalat
2 mittelgroße Avocados, geschält, halbiert, entkernt und in Scheiben geschnitten
1 Tasse Orangen- und Grapefruitscheiben in Würfel geschnitten
1 Tasse Salatsoße
Den Kopfsalat wie üblich putzen, die Avocados, Orangen- und Grapefruitscheiben miteinander mischen und danach die Grundsoße dazugeben. Das Ganze noch einmal gründlich vermengen und es unter den vorbereiteten Kopfsalat ziehen.

Blumenkohl „Delikata"
1/2 kleinen Blumenkohl
1/2 Apfel
1 Tl. Nußmus
3 El. Yoghurt
1 Tl. Zitronensaft
1 El. Quark
Sauce herstellen aus Yoghurt, Quark, Nußmus und Zitronensaft. Blumenkohl und Apfel auf der groben Raffel in die Sauce reiben.

Blumenkohlsalat
5 El. Sauermilch
2 El. Zitronensaft
weißer Pfeffer
feingewiegter Dill
100 g Blumenkohl roh
Zitronenscheiben
Aus Sauermilch, Zitronensaft, frisch gemahlenem Pfeffer und feingewiegtem Dill die Tunke zubereiten.
Den Blumenkohl vom Strunk lösen, waschen, ganz fein schneiden und unterheben. Mit dünnen Zitronenscheiben garnieren.

Bunter Salat

1/2 Kopfsalat,
1/4 Salatgurke und
3 Möhren
(150 g) in feine Scheiben hobeln,
100 g Blumenkohl fein reiben.

Sauce:
1 El. Obstessig,
1 El. Zitronensaft,
2 El. kaltgepreßtes Öl,
2 El. Schnittlauch,
1/2 Tl. Kräutersalz (Reformhaus),
1/2 Tl. geriebenen Meerrettich.

Buttersalatherzen „Limette"

Für 6 bis 8 Personen braucht man 3 oder 4 frische Köpfe Salat, deren äußere Blätter entfernt werden. Die übrigen Blätter abtrennen, waschen und trocknen. Eine reizvolle Ergänzung dazu sind die Herzblätter von einem römischen Salat, in große Stücke zerpflückt und mit den Kopfsalatblättern vermischt. Etwas frisch gehackte Petersilie darüberstreuen.
Für die Salatsauce den Saft von 1 Zitrone und 1 Limette (oft auch Limone genannt) verrühren und mit etwas Salz würzen. Den Salat damit anmachen und sofort servieren. Eine Pfeffermühle und eine kleine Karaffe mit Öl herumreichen.

Broccoli-Salat

1 El. Distelöl
1 El. Obstessig
Knoblauchgewürz
100 g Broccoli roh
12 Cashewkerne
Petersilie
Distelöl und Obstessig mit Knoblauchgewürz abschmecken. Den Broccoli waschen, fein schneiden und hineingeben. Die Cashewkerne in einer Schlagmessermühle zerkleinern und mit dem Broccoli vermischen. Mit Petersilie garnieren.

Bohnensalat mit Kresse

Für 4 bis 6 Personen
1 mittelgroße Kartoffel
500 g grüne Bohnen
etwa 125 g geputzte Kresse
1/2 mittelgroße rote Zwiebel
4 hartgekochte Eier
1 mittelgroße Gurke
9 bis 10 große, feste Champignons
(in Scheiben gut 1 Tasse)
3/4 Tasse Saure Sahne
1/2 Tasse Mayonnaise

Die Kartoffeln schälen, würfeln, in Salzwasser gar kochen, abgießen, mit kaltem Wasser abschrecken und kühl stellen.

Die Bohnen waschen, putzen, in etwa 3 cm lange Stücke brechen und in Salzwasser eben gar kochen — keine Sekunde länger. Kalt abschrecken und kühl stellen.

Die vorbereitete Kresse (harte Stiele entfernen) waschen, größere Blätter halbieren. Die Zwiebel vierteln und in dünne Scheiben schneiden. Die hartgekochten Eier pellen und grobhacken. Die Gurke schälen, der Länge nach halbieren und in Scheiben schneiden. Die Pilze säubern, entstielen und blättrig schneiden.

Alle Gemüse in einer Schüssel zusammenmischen. Die Saure Sahne mit der Mayonnaise verrühren und den Salat damit anmachen.

Marinierte Weiße Bohnen

Für 6 Personen
1 Tasse kleine getrocknete weiße Bohnen
etwa 1 Liter Wasser
1/2 Tasse Olivenöl
1 Lorbeerblatt
2 Knoblauchzehen (unzerkleinert)
Salz

Marinade:
1/2 Tasse Olivenöl
1/2 Tasse Estragon- oder einfacher Weißweinessig
3 bis 4 El. gehackte Petersilie
1/2 Tl. getrockneter Oregano, zerstoßen
1/2 Tl. getrocknetes Basilikum, zerstoßen

1/4 Tl. getrockneter Estragon, zerstoßen
Salz und Pfeffer
Die Bohnen waschen und über Nacht einweichen. Dann mit dem Wasser, Olivenöl, Knoblauch, dem Lorbeerblatt und etwas Salz 1 1/2 bis 2 1/2 Stunden sanft gar köcheln. Es läßt sich nicht mit Bestimmtheit voraussagen, wann sie gut sind, man muß ein paarmal probieren. Sie dürfen auf keinen Fall zu weich oder gar zu breiig sein. Wenn sie gerade richtig sind, abseihen und Knoblauch sowie Lorbeerblatt entfernen.
Für die Marinade alle Zutaten gut verrühren. Die Bohnen in eine Schüssel geben und mit der Marinade übergießen, so daß sie eben damit bedeckt sind. Die Schüssel abdecken und über Nacht kalt stellen.

Salat: aus weißen Bohnen
Für 8 bis 10 Personen
500 g kleine getrocknete weiße Bohnen
(etwa 2 Tassen)
2 mittelgroße Tomaten, grobgehackt
1/3 Tasse rote Zwiebeln, feingewiegt
1/3 bis 1/2 Tasse eingelegte schwarze Oliven,
in Scheibchen geschnitten
6 El. Olivenöl
6 El. Weißweinessig
1 bis 2 Knoblauchzehen, sehr fein gehackt
1/2 leicht gehäufte Tasse frische Petersilie, gehackt
1/4 Tl. getrocknetes oder frisches, gehacktes
Basilikum
3/4 Tl. Salz, nach Geschmack mehr
frisch gemahlener schwarzer Pfeffer nach Geschmack
Die Bohnen waschen, mit ein paar Litern Salzwasser zum Kochen bringen und auf kleiner Flamme etwa 1 Stunde köcheln, bis sie gerade eben gar sind. Abseihen und etwas abkühlen lassen. Danach mit den übrigen Zutaten in eine Schüssel geben und gut vermischen.

Chicorée-Tomaten-Salat
1 Chicorée
etwas Zitronensaft
1/4 Glas Yoghurt
1 Tl. Nußmus
1 Tomate

Chicorée in 1 cm breite Streifen schneiden (bitteren Kern entfernen). Yoghurt mit Nußmus, Zitronen- und Tomatenscheiben vermischen und über den geschnittenen Salat geben.

Chicorée-Salat
(2 Personen)
Chicorée ist leicht verdaulich, vitaminreich und mit seinen Bitterstoffen wertvoll bei Leber- und Galleerkrankungen
250 g Chicorée
1 El. Sonnenblumenöl
1 El. Saure Sahne oder Yoghurt
etwas Zitronensaft und Kräuter
Das gewaschene Gemüse schneiden Sie in etwa 1 cm lange Streifen und stellen aus den anderen Zutaten eine Salatsoße her, die dem Chicorée beigegeben wird. Als Geschmackshilfe können Sie Tomatensaft zugeben oder — wenn der Salat süß gegessen werden soll — einen kleingeschnittenen Apfel, eine Banane, eine Apfelsine und Nüsse.

Chicorée-Bananen-Salat
2 El. süße Sahne
Pfeffer
Paprika edelsüß
100 g weißer Chicorée
1 Banane
Tunke aus süßer Sahne, frisch gemahlenem weißem Pfeffer, Paprika zubereiten. Den Chicorée von den schlechten Außenblättern befreien. Alle übrigen Blätter gründlich waschen und abtropfen lassen. Bündelweise in Rädchen schneiden. Die geschälte Banane in Scheiben schneiden und alles untereinanderheben.
Die gerührte Tunke über den Salat geben und diesen gleich servieren, da Chicorée sehr rasch welk wird und dadurch sehr an Wirkung und Geschmack verliert.

Roter Chicorée-Salat
1/2 El. Distelöl
1 El. saure Sahne
gehackten Dill
100 g roter Chicorée
1 Mandarine

Tunke aus Distelöl, saurer Sahne und gehacktem Dill zubereiten. Den Chicorée vom Strunk lösen, die Blätter vierteln, waschen und in die Tunke geben. Leicht unterheben. Mit Mandarinenschnitzen verziert servieren.

Endiviensalat mit Tomate
1/4 Kopf Endiviensalat
1 Tomate
etwas Zitronensaft
Kräutersalz
etwas Sonnenblumenöl
etwas Senf
1 kl. Gewürzgurke
Salatsauce aus Zitronensaft, Kräutersalz, Senf und Öl zubereiten. Endiviensalat und Tomate kleinschneiden. Die feingeriebene Gewürzgurke dazugeben. Alles gut vermischen.

Endiviensalat
1 El. Distelöl
1 Tl. Obstessig
1/2 Zwiebel
weißer Pfeffer
Petersilie, Kerbel
Estragon, Borretsch
100 g Endiviensalat
1 Radieschen
Distelöl, Obstesig, feingeriebene Zwiebel, frisch gemahlenen Pfeffer und die Kräuter zu einer Tunke zubereiten. Den in schmale Streifen geschnittenen und gewaschenen Endiviensalat zugeben. Gut untermischen. Mit einer Radieschen-Tulpe (Radieschen an der Wurzelspitze mehrfach über Kreuz tief einschneiden) verzieren.

Erbsen-Salat
1/2 El. Distelöl
2 El. Sauermilch
Paprika edelsüß
100 g rohe Erbsen
Salatblätter

Die Sauermilch mit dem Distelöl vermischen und mit Paprika abschmecken. Die frischen Erbsen mit dem Daumen aus der geöffneten Schote drücken, wiegen und rasch kalt abspülen. Auf den Salatblättern häufchenweise verteilen und die Soße darübergeben.

Gemüsesalat
6 gelbe Rüben
1 Sellerieknolle
1 kleiner Blumenkohl
frische Kräuter (Petersilie, Schnittlauch)
dazu eine passende Remouladensoße
Das junge Gemüse putzen, danach waschen und fein raspeln. Den Blumenkohl in ganz feine Röschen trennen. (Anstelle von Blumenkohl können auch junge zarte Kohlrabi verwendet werden.) Alles gut miteinander vermischen, portionsweise auf Glasteller verteilen und mit einer pikanten Remouladensoße überziehen.

Gelbe-Rüben-Frischkost
250 g Möhren fein gerieben,
2 Äpfel grob gerieben,
3 El. Kokosflocken

Sauce:
2 El. Obstessig,
2 El. frische Petersilie,
4 El. Yoghurt

Gemischter Grüner Salat mit Zucchini
Für 6 Personen
1 kleiner Kopfsalat
1 großer Kopf römischer Salat
4 mittelgroße Zucchini
etwa 3/4 Tasse Vinaigrette „Delikata"
Salate und Zucchini sorgfältig waschen und trocknen. Die Zucchini in etwa 5 mm dicke Scheiben scneiden und in kochendem Salzwasser 5 bis 6 Minuten blanchieren. In ein Sieb geben und abschrecken.
Eine Salatschüssel mit Knoblauch ausreiben. Kopf- und römischen Salat hineinpflücken und die Zucchinischeiben dazugeben. Kurz vor dem

Auftragen die Salatsauce darübergießen und alles gut vermischen. Mit einer Prise schwarzem Pfeffer würzen oder bei Tisch eine Pfeffermühle herumreichen.

Griechischer Frischteller
1 frischer Kopfsalat
Oivenöl
Zitronensaft oder Essig
Salz und Pfeffer
500 g Fetakäse (ersatzweise bulgarischer Schafskäse)
Oregano
1 mittelgroße Gurke
2 1/2 Tassen kirschgroße Tomaten
(ersatzweise 4 große, feste reife Fleischtomaten)
250 g griechische Oliven
(125 g schwarze, 125 g grüne)
1 kleine, grüne Paprikaschote
Avocado- und Zwiebelscheiben (nach Belieben)
Ein gut angerichteter griechischer Salat ist wohl die schönste Zierde einer Speisetafel. Er darf auf keinen Fall angemengt werden! Statt dessen wird er Schritt für Schritt in elegantester Weise kunstvoll zusammengestellt.
Eine große rechteckige oder ovale Platte mit den saftigen äußeren Blättern des Salatkopfes belegen. Die übrigen Salatblätter werden kleingepflückt, mit etwas Olivenöl, Zitronensaft oder Essig, Salz und Pfeffer gewürzt und mitten auf die Platte gehäuft.
Den Fetakäse in kleine Stücke zerbröckeln oder in Scheiben schneiden, mit etwas Olivenöl beträufeln und mit feingehacktem Oregano bestreuen. Die Gurke (mit Schale) in Scheiben schneiden und mit Salz und Pfeffer würzen.
Nun den Rand der Salatplatte rundherum mit sich überlappenden Gurkenscheibchen auslegen, dabei hier und da kleine Kirschtomaten oder Fleischtomatenachtel einfügen. Als nächstes den Fetakäse in einem kleineren Kreis vor den Gurkenscheiben verteilen, dann die grünen Oliven. Zur Mitte hin die restlichen Tomaten zusammen mit den schwarzen Oliven aufhäufen. Die Paprikaschote in Ringe, Avocado und Zwiebel in Scheiben schneiden und die Salatplatte damit gefällig verzieren.
Der fertige Salat muß zu schön zum Essen sein! Das Ganze noch mit etwas Olivenöl und Zitronensaft beträufeln und mit Oregano bestreuen.

Gurkensalat
2 El. saure Sahne
1 Tl. Distelöl
Paprika edelsüß
weißer Pfeffer
1 Salatgurke
1 Tomate
Schnittlauch
Die Salatgurke gut waschen und mit der Schale in die Tunke aus saurer Sahne, Distelöl, Paprika und frisch gemahlenem weißem Pfeffer reiben. Gut vermengen und mit feingehacktem Schnittlauch überstreuen. Mit Tomatenachteln garnieren.

Gurken-Rettichsalat
Je 150 g Gurke und
Rettich in feine Scheiben gehobelt,
1 Banane zerdrückt
Sauce:
1 Becher Yoghurt,
1 El. Zitronensaft,
1 El. Dill,
1 El. Sojasoße

Kopfsalat
1 El. Distelöl
50 g Sauermilch
Liebstöckel
100 g Kopfsalat
Dill
Das Distelöl mit der Sauermilch und den gehackten Kräutern vermengen. Den Kopfsalat waschen, abtropfen lassen und unterheben. Mit gehacktem Dill bestreuen.

Kressesalat „vitale"
200 g Kresse
Sauce:
1 zerdrückte Banane, 2 El. Sahne,
1/2 Tl. Vollmeersalz,
1 Ms. Pfeffer,
1 El. Zitronensaft

Kohlrabisalat
2 Kohlrabi
Zwiebelpulver
saure Sahne
etwas Zitronensaft
1 kleiner Apfel
Apfeldicksaft
Soße zubereiten aus saurer Sahne, Zwiebelpulver, Zitronensaft, nach
Geschmack etwas Apfeldicksaft, den Apfel auf der großen Raffel in die
Soße reiben, ebenso die geschälten Kohlrabi. Alles gut vermischen.

Süßsaurer Kohlrabi-Möhren-Salat
1 Stck. Kohlrabi
1 Stck. Apfel
1 kl. Möhre
2 El. Yoghurt
etwas Zitronensaft
etwas Apfeldicksaft
1 Tl. Sonnenblumenöl
Sauce zubereiten aus Yoghurt, Zitronensaft, Öl, nach Geschmack etwas
Apfeldicksaft. Den geschälten Kohlrabi, Apfel und die geraspelte Möhre
in die Sauce geben. Alles gut vermischen.

Kopfsalat
1 Kopfsalat,
1 Bund Radieschen in Scheiben geschnitten,
2 Tomaten in Scheiben geschnitten

Sauce:
2 El. Obstessig,
2 El. kaltgepreßtes Öl,
1 El. Senf,
1 El. Pfefferminz (Teeblätter fein verrieben)

Süßer Möhrensalat
150 g Möhren
50 g Äpfel
50 g Ananas

1 El. Zitronensaft
Ananassaft
1 Prise Zucker
Möhren und Äpfel putzen, waschen und schälen, Möhren auf einer Reibe raspeln, mit Zitronensaft beträufeln, Äpfel in feine Streifen schneiden, sofort unterheben. Ananas in kleine Stücke schneiden, ebenfalls gleich in den Salat geben. Das Ganze gut vermengen, mit Zucker oder Süßstoff abschmecken und evtl. etwas Ananassaft hinzufügen. Sofort servieren.

Möhren-Nuß-Salat
2 El. Zitronensaft
2 El. saure Sahne
8 gehackte Haselnüsse
2 Salatblätter
100 g Möhren
Petersilie
Zitronensaft, saure Sahne und die gehackten Haselnüsse vermischen. Die Möhren putzen, raspeln und mit der Sauce vermengen. Auf zwei Salatblättern, mit Petersilie garniert, anrichten.

Kraut-Möhrensalat
150 g Weißkraut fein gehobelt,
150 g Möhren fein gehobelt,
etwas Endiviensalat,
1 Orange in Stückchen geschnitten

Sauce:
3 El. Yoghurt,
1 El. Apfeldicksaft (Reformhaus),
1 El. Zitronensaft

Paprika-Salat mit Tomaten
250 g Paprika in Streifen geschnitten,
250 g Tomaten in Scheiben geschnitten,
1 Zwiebel in Würfel geschnitten

Sauce:
2 El. Obstessig,
2 El. kaltgepreßtes Öl,
3 El. Schnittlauch,
1/2 Tl. Kräutersalz (Reformhaus)

Paprika mit Tomate und Gurke
1/2 frische Gurke
2 Paprikaschoten
4 Tomaten
1 kleine Zwiebel
Sonnenblumenöl, Zitronensaft
1 Prise Salz
Paprikaschoten teilen, Kerne und Weißes entfernen, in Würfel schneiden, Tomaten abziehen, ebenfalls in Würfel schneiden, Zwiebel dazugeben, die Gurke ungeschält dazureiben. Mit Öl, Zitronensaft und Salz abschmecken.

Radieschensalat
2 El. saure Sahne
1/2 El. Distelöl
1/2 El. Obstessig
Kümmel
1 Bund = 80 g Radieschen
Salatblätter, Schnittlauch
Tunke aus saurer Sahne, Distelöl, Obstessig und Kümmel zubereiten. Radieschen putzen, nicht schälen, in dünne Scheibchen schneiden und mit der Tunke vermengen. Auf Salatblättern anrichten und mit feingehacktem Schnittlauch bestreuen.

Rohkostteller
Schwarzwurzel-Gurken-Kopfsalat
Die Salate bereiten Sie einzeln zu, und zwar jeweils mit
1 El. Öl
1 Tl. Zitrone
1 Tl. frische Kräuter oder
1 Messerspitze getrocknete Kräuter
evtl. Zwiebel oder Knoblauch
aber möglichst ohne Salz. Genehmigt ist höchstens eine Prise Meersalz.

Rohsalat
Gelbe und rote Rüben, Sellerie und Äpfel zu gleichen Teilen raspeln und mischen. Yoghurt mit Zitronensaft, etwas Sellerie- oder Meersalz, Rohrzucker und wenig geriebener Zwiebel abschmecken und über das Gemüse gießen.

Rotkohlsalat mit Äpfeln
250 g grobgeraspelten Rotkohl
250 g grobgeraspelte Äpfel
1 feingeschnittene Zwiebel
1 Prise gemahlene Nelken
1/2 Tl. gemahlenen Kümmel
2 El. Sonnenblumenöl
1 El. Zitronensaft
1-2 Tl. Apfeldicksaft
1/4 Tl. Vollmeersalz
Den Kohl mit Salz mürbe stampfen, dann mit den übrigen Zutaten gut vermischen.

Rosenkohlrohkost
150 g Rosenkohl
1/2 Apfel
1 Tl. Zitronensaft
3 El. Yoghurt
1 Tl. Mayonnaise
Aus Yoghurt, Mayonnaise und Zitronensaft eine Sauce herstellen. Apfel hineinreiben, Rosenkohl fein schneiden und unter die Sauce ziehen.

Rote Rüben Hausfrauen Art
250 g Rote Rüben werden gereinigt und grob geraspelt. Sobald ein kleiner Teil der Rüben geraspelt ist, setzen Sie tropfenweise Zitronensaft hinzu, damit sie ihre rote Färbung behalten. Das neu hinzukommende Reibegut wird dann immer wieder mit einem Holzlöffel unter die angesäuerten Roten Rüben gemischt. Zum Schluß mit einer Soße aus 2 El. Öl und 1 Tl. Zitronensaft anrichten und mit Honig nach Bedarf süßen.

Rote Rüben mit Rahm
Gleiche Menge wie oben reinigen, grob raspeln und dabei mit Zitronensaft vermischen. Mit 1/8 l süßer Sahne anrichten und nach Bedarf mit Apfeldicksaft (Reformhaus) oder Honig süßen.

Rote Rüben mit Apfel
Gleiche Menge wie oben, Apfel muß säuerlich sein, in die Salatsoße hineinraspeln und zuletzt mit 1 El. saurer Sahne abschmecken.

Rote Bete-Salat
250 g Rote Bete
50 g Rettich
1 Tl. Öl
1 El. Zitronensaft
1 Tl. Sahne (10%)
Salz, Pfeffer
gehackte Kräuter
geriebener Meerrettich
Das Gemüse gründlich unter fließendem Wasser abbürsten und schälen. Die rote Bete und den Rettich auf einer Reibe raspeln. Aus Öl, Zitronensaft, Sahne, Salz, Pfeffer, Kräutern und Meerrettich eine Marinade herstellen und über die Rote Bete gießen. Alles gut unterheben und sofort servieren.

Pikanter Rote-Rüben-Salat
1/2 Rote Rübe
1/2 Apfel
etwas Tubenmeerrettich aus dem Reformhaus
3 El. Yoghurt
etwas Zitronensaft
etwas Apfeldicksaft
Salatsauce zubereiten aus Yoghurt, Zitronensaft, Apfeldicksaft und Merrettich, Apfel auf der groben Raffel mit der Schale in die Sauce reiben. Zum Schluß die Rote Rübe (geschält) auf der feinen Raffel dazureiben, gut vermischen.

Rote-Bete süß-sauer
2 El. süße Sahne
1/2 El. Distelöl
1/2 El. Obstessig
1 El. Zitronensaft
100 g rote Bete roh
Petersilie
Soße aus süßer Sahne, Distelöl, Obstessig und Zitronensaft zubereiten. Die rote Beete schälen und fein direkt in die Soße raspeln. Gut untermengen und mit Petersiliensträußchen garnieren.

Sauerkraut

Sauerkraut gibt es das ganze Jahr über zu kaufen. Wenn es von guter Qualität ist, muß es weiß bis cremefarben sein, lange, gleichmäßige und dünne Fäden haben und von gutem Geschmack sind. Idealgewürze sind: Kümmel, Majoran, Wacholderbeeren, Lorbeerblatt.

Sauerkrautsalat

1/2 kg rohes Sauerkraut durchschneiden, auf einem Brett kreuz und quer legen. So bleiben keine langen Krautteile mehr übrig. Danach mischen Sie unter die Salatsoße reichlich Kümmel und 2 — 3 kleine, in Würfel geschnittene Gewürzgurken. Das Sauerkraut wird mit der Soße gründlich vermischt und muß noch ca. 2 Stunden durchziehen. Sie verwenden bei Sauerkraut für die Salatsoße nur Zitronensaft, da das Kraut an sich schon säuerlich schmeckt.

Sauerkraut mit Tomatensoße

Das Sauerkraut wird mit der Salatsoße und dem Saft von 3 — 4 frisch durchgepreßten Tomaten oder 1 El. Tomatenmark vermischt und danach mit Kapern bestreut.

Sauerkraut-Apfelsalat

Dem Sauerkraut wird ein großer geriebener Apfel, eine gehackte Zwiebel und eine feingeriebene Knoblauchzehe beigefügt, danach wird das Ganze mit Salatsauce angerichtet.

Sauerkraut mit Tomate, Apfel und Gewürzgurke

250 g Sauerkraut (Reformhaus)
2 Tomaten
1 kleine Gewürzgurke
1 Apfel (kleingeschnitten)
1 kleine Zwiebel, gehackt
3 El. Leinöl

Sauerkraut kleinschneiden, die in Würfel geschnittenen Tomaten dazugeben, die Gewürzgurke auf der Raffel hineinreiben, den Apfel, die Zwiebel und zum Schluß Leinöl beimengen.

Sellerie-Möhren-Salat
50 g Möhren
50 g Sellerie
1/2 Apfel
1 kleine Gewürzgurke
2 El. Sauermilch
1 Tl. Salatcreme
etwas Zitronensaft
Sauce zubereiten aus: Sauermilch, Salatcreme und Zitronensaft.
Gurke und Apfel auf der groben Raffel hineinreiben. Das geriebene Gemüse zum Schluß dazugeben.

Milchsaurer Selleriesalat
1 Glas milchsaure Sellerie
250 g grobgeraspelte Äpfel
2 gewürfelte Ananasscheiben
2 Tl. Apfeldicksaft
Sellerie würfeln und alle übrigen Zutaten beimengen. Auf Feldsalat anrichten.

Sellerie-Apfel-Salat
3 El. Yoghurt
1 Tl. Nußmus
1/2 Apfel
1 Stck. Sellerie
etwas Zitronensaft
Salatsauce herstellen aus Yoghurt, Nußmus und Zitronensaft. Sellerie hineinreiben, schnell unterziehen. Zum Schluß geriebenen Apfel dazugeben.

Serbischer Salat
1 gr. Zwiebel
1 grüne Paprikaschote
2 Tomaten
1 El. Öl
1 Tl. Essig
1 El. Wasser
Salz, Pfeffer, Senf

Das Gemüse putzen und waschen. Die Zwiebel in Ringe, Paprika in Streifen und Tomaten in Scheiben schneiden. Abwechselnd in ein bauchiges Glas füllen. Aus Öl, Essig, Wasser, Salz, Pfeffer und Senf eine Marinade herstellen und über den Salat gießen. Sofort zu Tisch bringen.

Kalter Spargel

Spargel übt eine starke Reizwirkung auf die Nieren aus. Er ist also wassertreibend und reinigt — kurmäßig angewandt — die Nieren hervorragend! Möglichkeiten zur schmackhaften Spargelzubereitung gibt es in Hülle und Fülle. Probieren Sie nun einmal den erkalteten Spargel mit dieser Soße zu servieren:

4 El. Sonnenblumenöl
2 — 3 El. Zitronensaft
2 El. Wasser
1/2 gehackte Zwiebel
1 hartgekochtes, gehacktes Ei
fein gewiegte Petersilie oder Schnittlauch
1 El. voll kleiner Tomatenwürfelchen
1 Prise Salz
Diese Zutaten mit dem Schneebesen gut verrühren.

Spargelsalat mit Nüssen

250 g Spargel
1 Tl. Zitronensaft
1 Tl. Öl
etwas Buttermilch
1 El. süße Sahne, geschlagen
1 Tl. Nüsse, gerieben
Spargel schälen, in feine Scheiben schneiden. Aus den übrigen Zutaten eine Salatsauce zubereiten, über den geschnittenen Spargel gießen und mit geriebenen Nüssen bestreuen.

Spinat — diesmal roh

Spinat hat einen hohen Gehalt an Eisen, Folsäure und Chlorophyll. Daher kommt seine außerordentliche blutbildende Kraft. Bereichern Sie also Ihren Speiseplan mit folgender Frischkost:
Sie waschen den zarten und gut verlesenen Spinat sorgfältig sauber, schneiden ihn in Streifen und vermengen ihn mit Zitronensaft. Dann lassen Sie ihn kurze Zeit ziehen und machen ihn mit einer Prise Selleriesalz, mit Yoghurt oder Sahne an.

Spinatsalat
3 El. Sauermilch
2 Tl. Obstessig
Basilikum
weißer Pfeffer
100 g frischer Spinat
1 Apfel

Den Spinat waschen, die dicken Stiele entfernen, nochmals waschen und abtropfen lassen. Für die Tunke die Sauermilch und den Obstessig mit Basilikum und frisch gemahlenem Pfeffer verrühren.
Spinat und den in Würfel geschnittenen Apfel hineingeben und alles gut miteinander vermengen.

Tomatenkörbchen gefüllt mit Spargel
1 Tl. Distelöl
1 Tl. Obstessig
100 g frischen Spargel
3 Tomaten
weißer Pfeffer, Petersilie

Salattunke aus Distelöl und Obstessig zubereiten und den frischen, in kleine Stücke geschnittenen Spargel hineingeben. Die Tomaten waschen, abtrocknen, quer halbieren und aushöhlen. Den Inhalt ebenfalls in die Tunke geben und mit dem Spargel vermengen. Die Tomatenhälften mit Pfeffer bestreuen, den Salat darin anrichten und mit gehackter Petersilie bestreuen.

Tomatensalat
500 g Tomaten in Scheiben geschnitten,
1 Zwiebel in Würfel geschnitten,
2 El. Schnittlauch

Sauce:
2 El. Obstessig,
2 El. kaltgepreßtes Öl,
1 El. Senf,
1 El. Pfefferminz (Teeblätter fein verrieben)

Frischobst

Salat aus Frischobst
Dieses Rezept ist nicht auf bestimmte Zutaten festgelegt, denn die Früchte müssen der Jahreszeit entsprechen, wenn sie frisch sein sollen.

Und die einzige goldene Regel für einen feinen Obstsalat ist: Nur ganz frische Früchte verwenden!

Es gibt die verschiedensten Saucen, mit denen man einen frischen Obstsalat anmachen kann. Wenn man die richtigen Früchte zusammenmischt, schmeckt er oft sogar ohne Sauce am besten. Saure Früchte kann man zuerst mit etwas Zucker bestreuen und dann mit Wein oder Weinbrand beträufeln. Saure Sahne eignet sich auch als Sauce, sollte aber sehr sparsam verwendet werden. Und, so seltsam es anmutet, auch eine Vinaigrettesauce paßt gut zu einigen Obstsalaten.

Hier einige Vorschläge für die Obstzusammenstellung:

Erdbeeren
Bananenscheibchen
Orangenscheibchen

Nektarinen
entsteinte Pflaumen
entsteinte Aprikosen

Ananasstücke
entkernte Weintrauben
säuerliche ungeschälte Äpfel,
ohne Kerngehäuse gewürfelt
Erdbeeren

Pampelmusenspalten
Orangenspalten
Birnenscheiben

Obstsalat

1/2 Banane
1/2 Orange
1/2 Apfel
evtl. jedes andere Obst der Jahreszeit
1 Tl. Weinbeeren
etwas Wasser
etwas Zitronensaft
1 Tl. Zucker
1 Tl. Haselnußmus

Obst kleinschneiden, mit Zitronensaft und Zucker vermischen, Weinbeeren dazutun, Haselnußmus mit etwas Wasser glattrühren und unter den Obstsalat ziehen.

Marinierter Lauch

Für 4 bis 6 Personen
8 bis 10 schlanke Porreestangen (geputzt etwa 350 g)
1/3 Tasse Olivenöl
1/2 Tasse Weißweinessig
1/2 Tasse Weißwein
die inneren Teile von 2 kleinen Stangen Bleichsellerie
2 Lorbeerblätter
10 bis 12 Pfefferkörner
10 bis 12 Korianderkörner
1/2 Tl. Salz
3 Stengel Petersilie

Vom Porree die dunkelgrünen Blätter entfernen, das übrige waschen und, wenn die Stangen sehr lang sind, diese in etwa 7 cm lange Stücke schneiden. Dann werden sie in eine flache, emaillierte, feuerfeste Kasserolle gelegt und mit Olivenöl, Weinessig und Wein begossen. So viel Wasser zugießen, daß der Porree bedeckt ist.

Die Selleriestangen in 7 cm lange Stücke und diese Stücke der Länge nach in Streifen von der Größe grüner Bohnen schneiden. Mit den restlichen Zutaten zum Porree geben. Das Ganze erhitzen und etwa 20 Minuten zugedeckt bei mittlerer Hitze leise sieden. Über Nacht abkühlen lassen.

Heiß-Kalter-Salat
Für 4 Personen
Frische Kopfsalatherzen
100 bis 125 g milder Käse, in Streifen geschnitten
1 Tasse Vinaigrettesauce
12 bis 15 eingelegte Perlzwiebelchen
250 g frische Champignons
3 bis 4 El. Butter
Salz und frisch gemahlener schwarzer Pfeffer

Den Salat waschen, trocknen und in eine große Schüssel geben, die Käsestreifen zufügen und einige Zeit kühl stellen. 1/2 bis 3/4 Tasse Vinaigrettesauce, die Perlzwiebeln und die Pfeffermühle bereithalten. Die Pilze waschen und blättrig schneiden.

Kurz vor dem Servieren in einer Kasserolle die Butter erhitzen und die Pilze darin anbraten. Den Salat mit der Vinaigrettesauce anmachen und auf einzelne Teller verteilen. Jeweils 3 oder 4 Perlzwiebelchen dazulegen.

Die Pilze häufig umrühren; nach 6 bis 8 Minuten raschen Bratens bei großer Hitze müßten sie gut sein. Auf jeden Salatteller die gleiche Menge Pilze häufen, großzügig schwarzen Pfeffer darübermahlen und sofort auftragen.

Sieben Reinheits-Regeln

Vor allem in tropischen, aber auch in manchen südlichen Ländern sowie bei Jauchdüngung ist es mitunter ungewiß, ob Früchte und Gemüse wirklich sauber und keimfrei sind. Hier nun sieben Methoden, wie diese Nahrungsmittel behandelt werden müssen, um einwandfrei zu sein, ohne dabei ihre wertvollen Nährstoffe zu verlieren.

1. Essig und Zitronensäure eignen sich hervorragend dazu, Bakterien und Pilze aus diversen Gemüsesorten zu entfernen. Die dafür notwendige Lösung aus zwei Liter Wasser und 100 g in Drogerien erhältlicher Zitronensäure herstellen, die mehrfach zur Reinigung des Gemüses verwendet werden kann.

2. Gegen Ungeziefer und Wurmeier in Gemüse wirkt eine Lösung aus 3 Litern Wasser und zwei Eßlöffeln Kochsalz. Die Nahrungsmittel anschließend gründlich abspülen.

3. Frucht- und Knollengemüse nach dem Putzen und Waschen für wenige Sekunden in kochendes Wasser tauchen. Das macht die äußere Schicht keimfrei, ohne das Innere zu kochen.

4. Fruchtsäfte erhalten einen hohen Reinheitsgrad, wenn ihnen pro Glas drei Eßlöffel ausgepreßter Zitronensaft beigefügt wird.

5. Auch Gemüsesäfte, in südlichen Ländern sehr beliebt, werden durch diese Methode so gut wie keimfrei.

6. Vor allem in den Tropen als Schutz vor der gefürchteten Amöbeninfektion bewährt: Gemüse zehn Minuten in eine Chlorkalklösung legen und anschließend mit gekochtem Wasser säubern.

7. Schalen-, Stein- und Kernobst wie Äpfel, Birnen, Pflaumen, Aprikosen, Mirabellen, Kirschen und Pfirsiche vor dem Verzehr nach gründlicher Vorreinigung mit kochendem Wasser übergießen, dem einige Spritzer Zitronensaft beigefügt wurden.

Schnellkochen — schonend kochen

Schnellkochen müßte eigentlich „Dampfdruckkochen" heißen (und so wird es auch in wissenschaftlichen Veröffentlichungen genannt), denn in den hermetisch verschlossenen Schnellkochgeräten wird das Kochgut unter Dampf und leichtem Überdruck gegart. Die Wirkungsweise der Schnellkochgeräte, zu denen Töpfe und Pfannen gehören, beruht auf dem Prinzip der Erhöhung des Siedepunkts einer Flüssigkeit durch die Steigerung des auf ihr lastenden Drucks. Der erhöhte Druck wird durch den hermetisch verschlossenen Deckel (Bajonett- selten Bügelverschluß) erreicht; zur Regelung des Betriebsdrucks dient das Ventil. Dieser Druck ist bei den heute im Handel befindlichen Geräten maximal 1 atü (atü ist das Maß für den Überdruck = der Druck von 1 kg auf 1 qcm) und bei einigen Fabrikaten durch eine Stufenschaltung regulierbar. Normalerweise kocht bei uns — in Meereshöhe — Wasser bei 100° C. Bei 0,5 atü im Schnellkochtopf herrscht bereits eine Siedetemperatur von 111° C, bei 0.8 atü 116° C, bei 1 atü 120° C. Das ist ideal z. B. bei sehr niedrigen Druckverhältnissen; so könnten Himalaja-Expeditionen auf konventionelle Weise überhaupt nicht kochen, weil das Wasser in 6000 m Höhe im offenen Topf nicht den für den Garung nötigen Siedepunkt erreicht, im Schnellkochtopf ist das Kochen hingegen kein Problem. Durch die erhöhte Temperatur in den Schnellkochgeräten wird der Garpunkt der Lebensmittel schneller erreicht; damit verbunden ist eine Verkürzung der Garzeit, die je nach Art des Kochguts bzw. der Druck- und Temperaturhöhe verschieden sein kann. Der Dampfdrucktopf wird also mit vollem Recht als „Schnellkochtopf" bezeichnet.

Auch wenn er uns heute als Revolution in der Küchentechnik erscheint, ist der Schnellkochtopf keine Errungenschaft des 20. Jahrhunderts. Als sein Erfinder gilt der französische Physiker Denis Papin (1647 — 1712), der gegen Ende des 17. Jahrhunderts einen Topf aus Eisen mit fest aufschraubbarem Deckel konstruierte, in dem die Speisen unter dem hohen Druck des eingeschlossenen Dampfes schneller gar waren als in gewöhnlichen Töpfen, dabei wohlschmeckender, bekömmlicher und natürlicher in ihren Farben. Der deutsche Philosoph und Forscher Leibniz war von dem „Papinschen Topf" begeistert und erblickte in seiner Verwendung ungeahnte Möglichkeiten zur Verbesserung und Verfeinerung der Kochkunst. Die schweren, unhandlichen und technisch nicht ausgereiften Dampfkochtöpfe waren aber zu jener Zeit industriell noch nicht herstellbar und daher für Hausfrauen nicht nutzbar. In Feinschmeckerkreisen kam man jedoch in den folgenden Jahrhunderten immer wieder auf das Dampfkochen zurück. So wies der berühmte Brillat-Savarin um 1800 in seinem Buch „Physiologie des Geschmacks" auf die Vorzüge des Dampfkochens hin und beschrieb eine einfache Vorrichtung zum Garen von Fisch unter Dampfdruck und deren delikate Ergebnisse.

In Deutschland kamen erst 1929 die ersten Dampfdrucktöpfe in den Handel. Es waren Hochdrucktöpfe, die Überdrücke von 4,5 bis 5 atü erzeugten. Diese hohen Drücke wirkten sich auf den Ernährungswert der Lebensmittel nicht immer vorteilhaft aus. Wissenschaftliche Untersuchungen haben inzwischen ergeben, daß nur Drücke zwischen 0,5 und 1 atü bei schnellstmöglicher Durchgarung eine maximale Schonung der empfindlichen Vitamine ermöglichen. Ausschlaggebend für das Durchsetzen des Schnellkochtopfs in Europa war die Energieknappheit der beiden Weltkriege, die zum rationellen Kochen zwang. Bahnbrechend wirkte hier die Schweiz, in der die ersten wirklich modernen Schnellkochtöpfe konstruiert wurden. In der Schweiz setzten sich die Schnellkochtöpfe dann auch während und nach dem zweiten Weltkrieg innerhalb kürzester Zeit durch; es gibt dort — wie auch in Frankreich — kaum einen Haushalt ohne ein bis zwei Schnellkochtöpfe. Aber auch in England und den USA ist das Schnellkochen sehr verbreitet.

Bei uns in Deutschland kamen in den ersten Nachkriegsjahren im Zeichen der Energieersparnis zunächst viele „unechte" Dampfkochtöpfe auf den Markt, die zwar ein Turmkochen ermöglichten, aber keinen echten Überdruck erzeugen konnten. Deshalb unterschieden sich auch die gegarten Speisen kaum von auf konventionelle Weise im offenen Topf gekochter Kost. Später wurden diese Töpfe mehr und mehr von den technisch perfektionierten, hochwertigen und funktionstüchtigen „echten" Schnellkochtöpfen abgelöst, die heute für moderne Hausfrauen zur selbstverständlichen Küchenausstattung gehören.

Die Zubereitung von Gemüse im Schnellkochtopf

1. Gemüse gründlich und waschen. Möglichst frisches Gemüse verwenden! Mit Ausnahme von Blumenkohl. Gemüse nicht längere Zeit in Wasser liegen lassen, denn dadurch gehen wertvolle Mineralsalze verloren.

2. Gemüse kann man im Schnellkochtopf kochen, dämpfen, dünsten und schmoren. Kochen ist nur für wenige Arten unter Umständen empfehlenswert (z. B. Spargel, Artischocken).

3. Die beste Zubereitungsart ist das Dämpfen im gelochten oder ungelochten Einsatz über 1/8 bis 1/4 l Wasser oder einer dampfbildenden Speise. Der ungelochte Einsatz ist zumeist vorzuziehen, da die wertvollen Bestandteile hier am wenigsten ausgelaugt werden. Es genügt, das Gemüse mit wenig Fett und Flüssigkeit oder nur waschfeucht zu garen.

4. Dünsten kann man Gemüse auf dem Boden des Schnellkochtopfs oder in der Schnellbratpfanne, wo es auch mit kleinsten Fett- und Flüssigkeitsmengen geschmort werden kann. Man dünstet es in Fett an, gießt mit Flüssigkeit auf und schließt den Topf oder die Pfanne. Abgekühlt wird durch Überspülen mit kaltem Wasser — wichtig bei empfindlichen Gemüsen!

5. Die Garzeit gilt für Gemüse vom Erscheinen des 2. Ringes an. Die Garzeiten schwanken je nach Alter und Sorte; auch der persönliche Geschmack — ob man Gemüse härter oder weicher wünscht — spielt keine Rolle. Bei manchen Sorten wirkt sich evtl. auch der Kalkgehalt des Wassers aus. Deshalb weisen unsere Garzeiten oft größere Spannen auf. Durch Probieren werden Sie schnell die Ihnen genehmste herausfinden.

6. Zarte Gemüse nicht übergaren! Bei Zusammenstellungen von Gemüse mit verschiedener Garzeit durch entsprechendes Zerkleinern des Gemüses mit längerer Garzeit einen Ausgleich schaffen. Empfindliches Blattgemüse, das leicht zusammenfällt, nacheinander in den Topf geben (z. B. Spinat, Mangold).

7. Bei stark riechenden Kohlgemüsen das Ventil — bei Töpfen ohne Aromaventil — erst einsetzen, wenn etwa 1 Minute lang kräftig Dampf ausgeströmt ist. Die scharfen Gerüche ziehen dann ab, statt sich auf dem Gemüse festzusetzen. Etwas mehr Wasser in den Topf geben!

8. Tiefgekühltes Gemüse unaufgetaut in den Schnellkochtopf mit 1/8 — 1/4 l heißem Wasser geben. Sobald sich der Block gelöst hat, den Topf schließen und das Gemüse bei kleiner Flamme (nur der 1. Ring sollte sichtbar sein) garen. Man kann das Tiefkühlgemüse aber auch in den ungelochten Einsatz über 1/8 — 1/4 l kochendes Wasser geben und dämpfen. Die Garzeit ist um 1/3 kürzer als bei frischem Gemüse (die Ankochzeit allerdings länger!).

9. Das Gemüsewasser nicht weggießen, sondern möglichst für Suppen oder Soßen verwenden. Gemüse nach dem Garen schnell servieren, um Vitamine, Aroma und Farbe zu schonen!

Garzeiten-Tabelle

	Minuten
Kohlrabi	4-5
Kürbis	4-5
Möhren/Karotten	6-10
Paprika	4-5
Pilze	6
Porree/Lauch	2-5
Rosenkohl	2-5
Rote Beete	12-15
Sauerkraut	9-10
Schwarzwurzeln	8-10
Sellerie	5-6
Spargel	5-10*
Spinat/Mangold	0-1*
Tomaten	2-3
Weiß- und Rotkohl	4-10
Wirsing	4-7
Zuchhini/Courgetten	3-4

Hülsenfrüchte (vorgeweicht)

Erbsen, ganze	30*
Erbsen, halbe	10*
Linsen	15*
Bohnen, weiße	20-35*

Kartoffeln

Pellkartoffeln	8-12
Salzkartoffeln	6-8
Bouillonkartoffeln	6-8
Kartoffeln Lyoner Art	8-10
Sahne-, Käse-, Majorankartoffeln	10-12

Damit Gemüse vitalstoffreich bleibt

Bei gekochtem Gemüse ist auf Sauberkeit, Frische und sorgfältige Verarbeitung zu achten. Fast alle Gemüsesorten können am schonendsten im eigenen Saft oder mit nur sehr wenig Gemüsebrühe gekocht werden. Wurde das Gemüse in Salzwasser gekocht, kann dieses Wasser zu Saucen und Suppen verwendet werden. Nur Spargelwasser ist wenig bekömmlich und sollte daher nicht weiterverwertet werden.

Wichtig ist

● Gemüse immer frisch zubereiten;
● Wenn kein Frischgemüse vorhanden ist, auf Tiefkühlkost ausweichen;
●Tiefkühlkost sofort nach dem Auftauchen verwenden;
●sehr wenig Salz benutzen;
●pikante Noten durch frische Kräuter erreichen;
● Das tunlichst biologisch gezogene und möglichst frische Gemüse mit reichlich Wasser rasch und vorsichtig waschen. Rasch, um Auslaugung der wasserlöslichen Vitalstoffe zu verhindern; vorsichtig, da geknicktes Blattgemüse viel Saft verliert.
● Sogleich danach — falls erforderlich — abschaben, zerkleinern, abtropfen lassen. Nicht an der Luft liegen lassen, viele Vitamine sind sauerstoffempfindlich, sondern sogleich entweder:
  a) frisch servieren; oder
  b) mit Sauce anmachen; oder
  c) zugedeckt dünsten oder dämpfen für Beilage; oder
  d) in Gemüsebrühe (besser als bloßes Wasser) kochen für Basensuppe.
● Das wertschonendste Verfahren zur Erhitzung ist Dünsten oder Dämpfen, das heißt zugedecktes Garmachen im eigenen Saft oder mit wenig Flüssigkeit. Bei Beendigung des Kochprozesses sollte gerade die Flüssigkeit verdampft sein. Zum etwaigen Nachgießen nur kochende Flüssigkeit (am besten Gemüsebrühe) verwenden. Dünsten oder Dämpfen ist dem Kochen tunlichst vorzuziehen).
● Kochen in möglichst wenig Wasser, das vorher mit Meersalz gewürzt und zu leichtem Kochen gebracht wird, ehe man Gemüse einlegt).
● Koch- (oder Garzeit) möglichst kurz halten, besonders die Ankochzeit. Daher mit leicht kochendem Wasser beginnen.
● Kurz und hoch erhitzen ist weniger schädlich als lange und niedrig (geringste Zerstörung der Vitalstoffe).

Gewürztafel

	Basilikum	Bohnenkraut	Dill	Estragon	Kerbel	Kümmel	Liebstöckel	
Würzeigenschaft	schmeckt stark würzig	aromatisch schmeckt pfefferartig	schmeckt gurken ähnlich	schmeckt fenchelartig	scharf würzig	schwach aromatisch mit Anisgeruch	riecht schwach aber scharfer Geschmack	stark aromatisch, leicht bitter
Verwendung in der Küche	feingehackt zu: Bohnensalat Gemüseeintopf Pilzsaucen Pilzreis Reissalat gefüllte Tomaten Tomatensaucen	nicht zerkleinert zu: Bohnengemüse Bohnensalat Fischgerichten Fleischgerichten Fleischfüllungen veget. Füllungen Salaten Würzmischungen für den Winter	feingehackt zu: Gurkensalat Kopfsalat Schnittsalat Pilzen (gedünstet)	feingehackt zu: Dill- Kartoffeln Gurkensalat Gurkengemüse rohen Krautsalaten Kräutersuppen Kräuterbutter Tomatengemüse Tomatenquark	feingehackt zu: Chicoréesalat Gurkengemüse Kräutersauce Quarksauce Quarkaufstrichen	feingehackt zu: Eierspeisen Fischgerichte (ged.) Gemüseboullion Kräuterbutter Kräuterquark	ganz oder gehackt: Kümmelbrot Kümmelquark Kümmelkartoffeln Quarkaufstrich Quarksauce Rote Beetesalat	feingehackt zu: Fleischfüllungen Gemüsesuppen grüne Erbsen (ged.) Kohlrabi (ged.)
Nutzteil	Blätter	Blätter und Stengel	Blätter	Junge Triebe Früchte	Blätter und Zweige	Früchte kleine Zweige	Blätter und	Zweige

68

	Majoran	Melisse	Petersilie	Rosmarin	Salbei	Thymian	Wachholder
Würz-eigenschaft	sehr kräftig im Geschmack	frisches Aroma	aromatisch	leicht bitterlich	herb, stark aromatisch etwas bitter	durchdringend im Geschmack und Geruch, sehr würzig	aromatisch leicht bitter u. säuerlich
Verwendung in der Küche	feingehackt zu: Karotten (ged.) Kartoffelaufläufen Kräutersaucen Fleischfüllungen	feingehackt zu: Schnittsalat Kräutertrank Joghurt-Salatsauce Würzmischungen für den Winter	feingehackt zu: Gemüsen (ged.) Gemüseboullion Gemüsesalaten Eiaufstrich Garnieren von Platten (als Zweige) und Sträußchen) grünem Bohnengemüse Kartoffelbrei / Klößchen Fischgerichte Rührei Kräuterbutter Pilzreis Tomatenreis Weizenschrotaufläufen Pilzsauce Quarkaufstriche	feingehackt zu: Auberginen Kalbfleisch Rindfleisch Tomatensauce Kräutersaucen	feingeschnitten zu: Tomatensaucen Kräutersaucen Pilzsaucen Aufläufen Fischgerichten Kräuterbutter Salaten Quarkaufstrichen	feingehackt zu: Auberginen Gemüse-Eintopf Quarksauce Kohlsalat (roh) Rindfleisch Quarkaufstriche Tomatensaucen Gefüllte Tomaten Tomatensalat Würzmischungen für den Winter	gehackt zu: Sauerkraut-Rohkost ganz zu: Sauerkraut Weißkraut Rotkraut
Nutzteil	Blätter Stengel	Blätter und ganzes Kraut	Kraut und Wurzel	Blätter und Stengel	Blätter	Blätter und Stengel	Beeren

Gemüse-Rezepte

Artischockenböden à la Bretagne
12 ganze frische, mittelgroße Artischocken,
1 Zitrone,
1 El. Mehl,
evtl. 2 El. Essig,
Salz,
Butter,
frisch gemahlener Pfeffer,
6 El. dicke Sahne (crème fraiche),
1/2 l leichtes Campignon-Pürree
Von den Artischocken die Blätter abbrechen und den Stiel abschneiden. Das Heu restlos entfernen. Das Äußere mit einem Messer glattschneiden, bis alle faserigen Teile entfernt sind. Rasch arbeiten und sofort mit Zitronensaft oder einem Zitronenviertel abreiben, damit die helle Farbe erhalten bleibt. Dann jeweils sofort in kaltes, leicht mit Zitronensaft gesäuertes Wasser legen. Inzwischen einen sehr leichten, weißen Sud aus 1 l Wasser, 1 El. Mehl, dem Saft von 1/2 Zitrone oder 2 El. Essig oder 10 g Salz bereiten. Alle Zutaten kalt verrühren und unter häufigem Umrühren zum Kochen bringen. Die Artischockenböden hineinlegen und schwach kochend garen. Herausnehmen, abtropfen lassen und abtrocknen. In einer Bratplatte oder einer Pfanne 15 Minuten in Butter dünsten. Mit etwas Salz und frisch gemahlenem Pfeffer würzen. Dann auf größere Flamme auf beiden Seiten etwas anbraten und leicht Farbe nehmen lassen. Mit einem Spachtel vorsichtig umwenden.
Mit der Sahne angießen und diese langsam um die Hälfte einkochen lassen. Schließlich das Champignon-Pürree zufügen und vorsichtig erwärmen. Beim ersten Aufkochen vom Feuer nehmen und 30 g frische Butter hineinarbeiten. In einer Gemüseschüssel reichen.
Je frischer die Artischocken sind, desto besser und desto weniger bitter sind sie. Man kann die Frische leicht prüfen: Die Blätter sollen oben geschlossen sein und dürfen keine welken, eingeschrumpelten oder gar braunen Blattspitzen aufweisen. Die Stiele müssen straff und saftig sein und nicht biegsam. Ein Blatt muß sich nur mit einem lauten Knacks abbrechen lassen, und die Artischocken dürfen nicht trocken nach Heu riechen.

Artischocken-Potpourri

Von den Artischocken den Stiel am Ansatz der ersten Blätter abschneiden, von den äußeren Blättern mit einer Schere die Spitzen entfernen
und die Artischocken von oben um 1/3 kürzen. Waschen, mit Schnur einmal umwickeln, damit sich die Blätter beim Kochen nicht öffnen, und
in einen Topf mit kochendem Wasser geben. Vom Feuer nehmen und
10 Minuten stehen lassen, damit die Bitterstoffe aus den Artischocken
gezogen werden. Die Artischocken herausnehmen und abtropfen. Nun
in mit 10 g je Liter gesalzenes, sprudelnd kochendes Wasser geben und
kräftig wallend gar kochen. Aufpassen, daß der genaue Garpunkt erreicht wird: Gegen einen leichten Druck auf den Artischockenboden darf
dieser nur noch einen schwachen Widerstand leisten, und die äußeren
Blätter müssen sich leicht abnehmen lassen. Werden die Artischocken
heiß serviert, so läßt man sie zunächst umgekehrt gut abtropfen und alles Wasser aus den Blättern laufen. Dann werden sie auf einer gefalteten Serviette angerichtet. Dazu reicht man zerlassene Butter, Holländi-
sche Sauce, Schaum-Sauce, Helle Sauce oder eine andere weiße Sauce.
Um sie kalt zu servieren, läßt man sie ebenfalls, umgekehrt auf die Blätter gestellt, gut abtropfen. Dann nimmt man die inneren Blätter alle zusammen mit einem geschickten Griff heraus, so daß sie nicht auseinan-
derfallen. Das Heu wird sorgfältig entfernt, und in die entstandene Öff-
nung setzt man nun umgekehrt die aus der Mitte gezogenen Blätter, so
daß die Spitzen nach innen zeigen. In den dadurch entstandenen Kelch
gibt man eine Prise gehackten Kerbel oder Estragon. Die kalten Artischocken werden schließlich ebenfalls auf einer gefalteten Serviette angerichtet.
Dazu reicht man die kalte Sauce, etwa eine Vinaigrette, eine leichte,
nach Belieben mit Senf zubereitete Mayonnaise, Tataren-Sauce oder
ähnliches.

Aubergine-Tomatengemüse

200 g Auberginen
2 gr. Tomaten
1 Tl. Öl
etwas Zwiebelpulver
etwas Wasser
1 Tl. Mehl
2 Tl. Sahne oder Milch
Hefepaste, salzlos

Tomaten abziehen, in Stücke schneiden, Auberginen mit der Schale in Scheiben schneiden. In etwas Öl und Wasser 15 Minuten dünsten. Mit Mehl bestreuen, Sahne dazugeben, durchkochen und mit Zwiebelpulver und Hefepaste abschmecken.

Auberginen
Eine kleingeschnittene Zwiebel dünsten Sie in wenig Öl an. Nun schneiden Sie eine Paprikaschote in dünne Streifen, geben 4 geschnittene Tomaten und 250 g Champignons dazu und lassen alles im heißen Öl etwas garen. Die Zutaten reichen etwa zur Füllung von 4 Auberginen aus, die Sie ungeschält der Länge nach durchschneiden, dann aushöhlen und einsalzen. Das herausgenommene Fruchtfleisch wird unter die Tomaten und Pilze gerührt. Dann schmecken Sie die Fülle mit Knoblauchpulver und Salz ab. Die gefüllten Auberginen werden mit geriebenem Käse überstreut und im vorgeheizten Ofen überbacken.

Bunte Platte aus gedämpften Gemüsen
1 Blumenkohl
6 Tomaten
1/2 Pfund Spinat
2 Eigelb
Schnee von 2 Eiern
2 El. Grieß
1/2 Zwiebel
Hefeextrakt
etwas Meersalz
Paprika
Öl
Sahne
frische Butter
Der vorbereitete Spinat wird zerkleinert, mit kleingehackter Zwiebel in Öl kurz angedünstet und dann abgekühlt. Dann vermengen Sie ihn mit Eigelb, Paprika, Salz, Grieß und etwas Sahne und rühren den Eischnee darunter. Das Ganze füllen Sie in die ausgehöhlten Tomaten, die im Backrohr ca. 20 Minuten dünsten müssen.

Blumenkohl — schmackhafter Vitaminspender
Guter Blumenkohl ist immer schön weiß und hat dicht gedrängt nebeneinanderstehende feste Knospen. Blumenkohl, der eine gelbliche Farbe

aufweist, hat zuviel Sonne bekommen und schmeckt streng. Im allgemeinen verwendet man vom Blumenkohl nur den Blütenstand, doch kann man im Grunde auch die ihn umgebenden hellen Blätter und die weißen Blattrippen wie Grünkohl zubereiten. Der innere, in Abschnitte zerteilte Strunk und die Stiele der Röschen werden als kalte Vorspeise gereicht.

Das Putzen des Blumenkohls besteht darin, eben diese Blätter und Stiele sowie den Strunk zu entfernen und den Blütenstand in einzelne Röschen mit etwa 2 cm langen Stielen zu zerteilen. Den Stiel schälen und die Röschen nach und nach in mit etwas Essig leicht gesäuertes, kaltes Wasser legen.

Es gibt verschiedene Sorten von Blumenkohl, die sehr unterschiedlich aussehende Röschen bilden: Diese können sowohl rundlich und gleichmäßig aussehen als auch spitze Kegel bildend eine sehr bewegte Oberfläche aufweisen. Für die Qualität ist das nicht entscheidend. Auf jeden Fall sollte der Blumenkohl sehr frisch und knackig sein. Hat er schon biegsame Blattansätze (die Blätter werden bei uns leider immer schon abgeschnitten) oder sind gar die Stiele der Röschen schon biegsam, so darf man ihn nicht mehr kaufen, da er dann unangenehm streng nach Kohl schmeckt. Diesen scharfen Geschmack kann man nur durch mehrmaliges Blanchieren in sprudelnd kochendem Salzwasser etwas abmildern. Blumenkohl stets sehr gründlich wässern, um auch alle möglicherweise noch vorhandenen Rückstände von Insektiziden abzuwaschen. Zusätzlich kann man ihn in gesalzenes Wasser legen, wodurch manchmal im Innern versteckte Schnecken oder Raupen entfernt werden.

In einem ausreichend großen Topf so viel Wasser zum Kochen bringen, daß der Blumenkohl voll darin eintaucht. Erst wenn das Wasser sprudelnd kocht, die Röschen hineinwerfen und 10 Minuten kochen lassen. Abtropfen und erneut in anderes kochendes Wasser geben, das mit 10 g Salz pro Liter gesalzen wurde. Darin leise gar kochen lassen. Insgesamt mit 24 Minuten Kochzeit rechnen. Behandelt man den Blumenkohl auf diese Weise, wird er niemals streng schmecken. Die Röschen vor dem Anrichten gut abtropfen lassen.

Blumenkohl überbacken
1 mittelgroßer Blumenkohl
2 — 3 Eier
125 g frische Champignons
1 El. Sonnenblumenöl

1 Tl. Zitronensaft
1/4 El. Reibkäse
1 El. Weizenkeime

Den Blumenkohl in leicht gesalzenem Wasser halbgar kochen und in eine gefettete Glasform geben. Blättrig geschnittene Champignons in Öl dünsten, mit Zitrone und körniger Würze abschmecken und über den Blumenkohl verteilen. Das Eiweiß steif schlagen. Eigelb schaumig rühren, beides mit dem Reibkäse vermischen, über den Blumenkohl geben und den Auflauf 30 Minuten bei Mittelhitze backen.

Grüne Bohnen — Prinzessinnen unter den Gemüsen

Grüne Bohnen müssen so frisch wie möglich sein, sollten sofort nach dem Pflücken gekocht werden. Da man sie grün erntet, sollen sie auch grün gegessen werden, wobei sie ihren Nährwert und ihren köstlichen Geschmack ohne chemische Zusätze behalten.

Die Bohnen so gleichmäßig wie möglich einkaufen und putzen. Dazu die beiden Enden der Bohnen abbrechen und gleichzeitig möglicherweise vorhandene Fäden abziehen. Waschen, abtropfen und in einen großen Topf mit sprudelnd kochendem Salzwasser (10 g Salz pro Liter) werfen. Den Topf nicht zudecken und die Bohnen auf großer Flamme heftig wallend kochen. Der für das Grün-Blanchieren von Bohnen am besten geeignete Topf wäre ein unverzinnter Kupferkessel zum Eieraufschlagen oder zum Einkochen für Marmeladen.

Nach etwa 15 Minuten Kochzeit eine Bohne herausnehmen und darauf beißen. Wenn sie gerade ganz leicht knackig ist, die Bohnen vom Feuer nehmen und abgießen. In ein Sieb oder einen Durchschlag geben, mit Salz bestreuen und kräftig rütteln, damit das Wasser besser abläuft. In einen sehr heißen Topf schütten und je nach Rezept oder Menü weiter zubereiten. Nach englischer Art getrennt zu den Bohnen frische Butter reichen.

Wenn die Bohnen aus irgendwelchen Gründen nicht erst in allerletzter Minute gekocht werden können, dann müssen sie sofort nach dem Kochen gründlich abgeschreckt werden, damit sie die grüne Farbe bewahren. Abtropfen lassen und auf einem mit einem Tuch belegten Gitter ausbreiten. Sie werden dann, wenn sie warm gereicht werden sollen, in etwas Butter gedünstet und gewürzt.

Grüne Bohnen in Sahne
500 g in Salzwasser gekochte grüne Bohnen,
1/4 — 3/10 l dicke Sahne,
Salz,
Pfeffer
Die abgetropften Bohnen in einen gut heißen Topf geben und mit Sahne aufgießen, bis die Bohnen knapp bedeckt sind. Die Sahne auf die Hälfte einkochen und die Bohnen darin schwenken, bis sie sich vollständig mit Sahne überzogen haben. Zum Schluß etwas würzen und abschmecken. Man kann die Sahne durch die Béchamel-Sauce oder Samt-Sauce ersetzen; dann mit der halben Menge aufgießen und die Bohnen sofort umschwenken, ohne einzukochen.

Grüne Bohnen Hausfrauen Art
500 g in Salzwasser gekochte grüne Bohnen,
100 g Butter,
1 gute Prise frisch gehackte Petersilie
Die abgetropften Bohnen in einen gut heißen Topf geben, die Butter in kleinen Stückchen darauf verteilen und den Topf rütteln und schwenken, damit sich alle Bohnen gleichmäßig mit cremiger, schmelzender Butter überziehen. In einer vorgewärmten Gemüseschüssel anrichten und mit der Petersilie bestreuen. Auf heißen Tellern servieren.

Grüne Bohnen mit Pilzen
200 g Bohnen,
100 g frische Pilze
1 El. Öl
Bohnenkraut oder -pulver
reichlich frische Petersilie
1 Prise Salz
Die geputzten Bohnen in Öl und etwas Wasser halb gardünsten. Pilze säubern, evtl. zerkleinern, mit den Bohnen fertig weichdünsten. Zum Schluß mit den übrigen Zutaten abschmecken. Kurz vor dem Anrichten die kleingehackte Petersilie darüberstreuen.

Erbsen — perliges Gaumenvergnügen
Frische Erbsen sind sehr empfindlich und daher anspruchsvoll. Man muß sie beispielsweise sofort nach dem Pflücken essen, wenn man sie

wirklich in idealer Güte genießen will. Wenn diese Bedingung nicht erfüllt werden kann, muß man sie unbedingt in den Schoten aufbewahren, und zwar an einem kühlen Ort gut auseinandergebreitet. Aber auch auf diese Weise halten sie sich nur 12 Stunden. Ist man gezwungen, sie länger aufzubewahren, so muß man sie aus den Schoten lösen. Man gibt sie in eine Terrine oder eine Salatschüssel und fügt auf 600 g ausgepalte Erbsen 125 g frische, nicht zu kalte Butter hinzu. Das Ganze wird sorgfältig durchgemischt, bis sich die Erbsen vollständig mit einer Schicht Butter überzogen haben. Dann macht man in die Mitte eine Vertiefung, indem man die Erbsen an den Wänden der Terrine oder Schüsel mit der Butter sozusagen anklebt. Bis zum Gebrauch kalt stellen. Diese Methode hält die Erbsen einwandfrei frisch, ohne daß dadurch eine besondere Ausgabe nötig wäre, denn die verwendete Butter entspricht genau der für das spätere Garen benötigten Menge.

Die frisch gepflückten Erbsen, die eine blaßgrüne Farbe haben, brauchen 15 bis höchstens 20 Minuten zum Garen. Sie müssen also um diese Zeit vor dem Servieren aufgesetzt werden — nicht früher, denn wenn sie einmal gar sind, darf man sie nicht länger stehen lassen. Die angegebene Garzeit verlängert sich jedoch um so mehr, je mehr Zeit zwischen Pflücken und Kochen vergeht, und ist auch von der bei der Konservierung aufgewandten Sorgfalt abhängig.

Wirklich gute Erbsen kann nur ein Gartenbesitzer essen! Auch die Forderung, daß die Erbsen nicht länger als 12 Stunden nach dem Pflücken in den Schoten bleiben dürfen, ist im Normalverkauf nicht einzuhalten — dies dürfte nur über Gärtnermärkte möglich sein.

Man sollte deshalb auf den Kauf von sogenannten frischen Erbsen verzichten und auf tiefgekühlte Ware zurückgreifen. Gefrorene Erbsen haben heute eine kaum zu überbietende Qualität. Von Fachleuten wird der Reifeprozeß ständig überwacht, so daß die Erbsen nicht einen Tag zu früh und nicht einen Tag zu spät geerntet werden. In einer beispiellosen „Schlacht", werden die Erbsen dann maschinell geerntet, ausgepalt, gewaschen, blanchiert, abgeschreckt und eingefroren — das Ganze dauert nicht länger als 60 Minuten und garantiert eine bei in Schoten gekauften Erbsen nie zu erlangende Frische. Zudem sind die gefrorenen Erbsen meist zarter als Gartenware. Die intensive grüne Farbe resultiert übrigens aus spezieller Züchtung und wird durch das Blanchieren und Abschrecken verstärkt, also nicht durch chemische Zusätze erzeugt. Gefrorene Erbsen sind etwas größer als gleich zarte Frisch-Erbsen — auch das ein Ergebnis langer Züchtung. Die schnelle Verarbeitung der Erbsen in den Tiefkühlbetrieben hat genau dieselbe Ursache und dasselbe Ziel wie das vorgeschlagene Überziehen mit einem dünnen, isolierenden Butterfilm: Die chemische Zusammensetzung der Erbsen verändert sich durch Luftzutritt sehr schnell (in den ganzen Schoten sind die Erbsen ja vor Sauerstoff geschützt — achten Sie beim Einkauf von frischen Erbsen stets darauf, daß die Schoten nicht verletzt oder aufgeplatzt sind!), die Erbsen beginnen schon nach 2 Stunden zu oxydieren und sauer zu schmecken. Ehe es soweit kommt, müssen sie eben vor dieser schädlichen Entwicklung abgeschirmt werden — sei es durch die schützende Butter oder das Gefrieren.

Erbsen à la France

Für 6 Personen:

2,5 kg Erbsen in Schoten (oder 600 g gepalte Erbsen),
12 kleine weiße Frühlingszwiebeln,
1 großer, fester Kopfsalat,
1 Petersilienwurzel,
1 Zweig Dill,
1 Zweig Thymian,
1 Stück Lorbeerblatt,
5 g Salz,
20 g Zucker,
155 g Butter

Die Erbsen auspalen, die Zwiebeln schälen, den Salat von den grünen Blättern befreien, das gelbe Herz waschen und in Streifen schneiden. Die Petersilienwurzel mit dem Kräuterzweiglein und dem Lorbeerblatt zusammenbinden. Alle Zutaten mit Salz, Zucker und 125 g Butter in kleinen Flöckchen in eine Salatschüssel geben und vorsichtig, aber gründlich vermischen. Etwas festdrücken, mit einem feuchten Tuch abdecken und 2 Stunden zum Durchziehen kühl stellen.

In einen hohen, passenden Topf 2 El. Wasser gießen, die Erbsen-Gemüse-Masse einfüllen, mit einem, mit kaltem Wasser gefüllten, Suppenteller zudecken, damit der beim Erhitzen entstehende Dampf sich an diesem niederschlägt und auf die Erbsen zurücktropft. Bei mittlerer Hitze langsam köcheln lassen, den Topf ab und zu schütteln und schwenken, damit sich die Zutaten gut vermischen. Die beim Garen aus den Gemüsen austretende Flüssigkeit, die wieder nach unten tropft, sollte genügen, um ein normales Dünsten zu ermöglichen.

Nach 20 bis 25 Minuten prüfen, ob die Erbsen gar sind. Bei Bedarf noch etwas länger dünsten. Abschmecken, den Kräuterstrauß entfernen und die Erbsen neben dem Feuer mit weiteren 30 g Butter schwenken. Wenn die Erbsen frisch sind und das Dünsten langsam und geschickt vorgenommen wurde, entsteht aus der von den Gemüsen abgegebenen Flüssigkeit und der Butter ein sirupartiger Fond, der weder dick noch flüssig ist und der die Gemüse leicht schaumig vollkommen einhüllt. In einer vorgewärmten Schüssel angerichtet, halten die Erbsen dann, wie ein leichter Schaum, in einer Kuppel zusammen.

Erbsen à l' Angleterre
600 g frische Erbsen (gepalt),
3 l Wasser,
30 g Salz,
1 weitere Prise Salz,
Butter,
1 El. gehackter Fenchel,
1 El. gehackte, frische Minzblätter,
1 El. gehacktes Bohnenkraut (ersatzweise normales Bohnenkraut)
Die Erbsen in sprudelnd kochendes Salzwasser — am besten in einem nicht verzinnten Kupfertopf oder -kessel — geben. Nach 15 Minuten zum ersten Mal prüfen, ob sie gar sind. Bei Bedarf noch etwas länger kochen lassen. Dann in ein großes Sieb gießen, mit einer Prise Salz bestreuen und kräftig rütteln, damit das Wasser besser abläuft. In einer sehr heißen Gemüseschüssel anrichten. Getrennt dazu Butter und 3 Schälchen reichen, die mit den Kräutern gefüllt sind. Sehr gut vorgewärmte Teller bereitstellen, denn jeder Gast macht sich die Erbsen auf seinem eigenen Teller zurecht.

Pikantes Gurkengemüse
360 g Gurke
10 g Margarine
1 gr. Zwiebel (60 g)
1 El. Tomatenmark
Zitronensaft
Wasser
Salz, Pfeffer
frisch gehackten Dill
Die Gurken schälen, halbieren und das Kerngehäuse mit einem Löffel herausschaben, in 2 — 3 cm große Stücke schneiden. Die Margarine im Topf erhitzen. Die Zwiebel abziehen, in Streifen schneiden. In der Marga-

rine goldgelb braten. Das Tomatenmark hineinrühren, die Gurken ebenfalls dazugeben und kurz anschmoren lassen. Mit Zitronensaft und etwas Wasser aufgießen und ungefähr 15 — 20 Minuten bei schwacher Hitze schmoren lassen. Das Gemüse mit Zitronensaft, Salz und Pfeffer abschmecken, mit frisch gehacktem Dill servieren.

Kartoffeln — Güteknollen für jeden Tisch

Es gibt unzählige Kartoffelsorten, die sehr verschiedene Eigenschaften haben. Für die meisten Zubereitungsarten sind die gelbfleischigen Sorten zu empfehlen, die eine mehlig kochende Konsistenz haben.

Damit die Kartoffeln ein gesundes und bekömmliches Nahrungsmittel bleiben, müssen sie sehr sorgfältig aufbewahrt werden. Sie müssen an einem etwas luftigen, nicht hell erleuchteten Ort kühl, sogar kalt, aber vor Frost geschützt lagern. Man muß sie von Zeit zu Zeit durchsehen und die entstehenden Keime entfernen, denn dadurch entwickeln sie giftige, der Gesundheit abträgliche Stoffe.

Man sollte vorzugsweise ungewaschene Kartoffeln kaufen, denn beim Waschen wird nicht selten die Schale verletzt (wie auch durch Erntemaschinen), wodurch sich leicht Schimmelstellen bilden können. Außerdem hat man dadurch eine gewisse Garantie, daß die Kartoffeln nicht gegen das Austreiben mit chemischen Mitteln behandelt worden sind. Auch sollte man in Plastik verpackte Kartoffeln lieber liegenlassen und auf lose Ware zurückgreifen, denn die Plastikverpackung läßt Kartoffeln trotz der eingestanzten Löcher häufig schwitzen und muffig werden. Grüne Stellen an den Knollen sind ein Warnzeichen. Durch Lichteinwirkung hat sich in diesen Regionen giftiges Solanin aufgebaut. Diese Stellen unbedingt wegschneiden, bzw. auf die Kartoffeln ganz verzichten.

Am besten ist Dämpfen oder Kochen von biologisch gezogenen Kartoffeln in der Schale. Bei vorherigem Schälen gehen 30 — 40% der Vitalstoffe verloren. Pellkartoffeln oder den samt Schale im Backrohr gebratenen Kartoffeln (Folienkartoffel) ist — falls vertragen — Vorzug zu geben. Ansonsten sind die leichter bekömmlichen ohne Schale gedünsteten oder gekochten Kartoffeln (Salzkartoffel) vorzuziehen. Ungünstig sind alle mit Mehl angemachten Kartoffelgerichte, auch Kartoffelteige und Kartoffelpuffer. Über Winter eingelagerte Kartoffeln, die im Frühjahr auszutreiben beginnen, sind zu meiden.

Kartoffel-Schalenhaut

Speckige (stärkearme) Kartoffeln sind für Kartoffelsalat besonders geeignet. Sie zeigen glatte Schalenhaut.

Mehlige (stärkereiche) Kartoffeln sind für Beilagen, Pellkartoffeln, Salzkartoffeln, Pürree geeignet. Sie zeigen rauhe Schalenhaut.

Dampfkartoffeln
Möglichst gleichmäßige Kartoffeln von der Größe eines kleinen Hühnereis auswählen, und zwar vorzugsweise von einer nicht mehlig kochenden Sorte. Schälen und in einen Topf mit doppeltem Boden oder einem Loch- bzw. Siebeinsatz legen. Den Boden des Topfes mit Wasser bedecken. Dicht verschließen, das Wasser zum Kochen bringen und die Kartoffeln etwa 20 Minuten im Dampf garen. Besitzt man keinen solchen Spezialtopf, so kann man sich mit einem Teller oder einer Schüssel behelfen, die man umgekehrt in einen Topf legt und darauf die Kartoffeln gibt.
In gewissem Sinne sind auch in Alufolie und dann in heißer Asche oder im Ofen gegarte Kartoffeln Dampfkartoffeln, denn sie garen in einer Dampfatmosphäre, die durch ihre eigene Flüssigkeit entsteht.

Kartoffelbrei
500 g mehlige Kartoffeln,
Salz,
100 g Butter,
Milch,
frisch geriebene Muskatnus

Die Kartoffeln schälen, waschen und in gleichmäßig große Stücke zerschneiden. In eine Kasserolle geben, mit kaltem Wasser bedecken und salzen (10 g pro Liter). Zum Kochen bringen und in sprudelnd kochendem Wasser garen. Von Zeit zu Zeit mit der Messerspitze in ein Kartoffelstück stechen, um zu prüfen, ob es gar ist. Das Wasser sofort abgießen, wenn kein Widerstand mehr zu spüren ist und das Messer leicht in die Kartoffeln eindringt, denn die Kartoffeln müssen gerade eben gar sein, dürfen sich nicht mit Wasser vollsaugen.
Nach dem Abgießen den Topf 8 — 10 Minuten auf kleinste Flamme stellen, damit die Kartoffeln ausdampfen können und möglichst trocken werden.

Die noch heißen Kartoffeln in ein möglichst feines Sieb schütten und mit einem Stampfer zerdrücken. Nur von oben nach unten drücken und die Masse nie mit horizontalen oder kreisenden Bewegungen durch das Sieb treiben. Durch diese Bewegungen würde die Masse nämlich aneinandergedreht und damit elastisch und pappig und würde sich auch im Geschmack verändern.

Das erhaltene Pürree in eine Kasserolle geben und auf kleiner Flamme während der folgenden Arbeiten sehr warm halten, aber nicht kochen lassen. Die Butter in kleinen Flöckchen zugeben und kräftig mit dem Spachtel in die Kartoffelmasse mischen, die dabei leicht cremig und weiß wird. Dann ständig rührend mit kleinen Zugaben kochender Milch bis auf die gewünschte Konsistenz verdünnen. Mit Muskatnuß würzen und abschmecken, möglicherweise nachsalzen.

Gedämpfte Kohlrabi
2 — 3 Personen
6 Kohlrabi
1 El. Diätbutter
1 gehackte Zwiebel
8 El. Gemüsebrühe
2 El. Rahm
1 Prise Salz
Die Kohlrabi werden in feine Scheiben geschnitten. Dünsten Sie die Zwiebel in Diätbutter und Gemüsebrühe. Das Gemüse wird dazugegeben. Anschließend kommen die zarten Kohlrabiblätter mit dem Rahm in den Topf. Alles zusammen muß 1/2 — 1 Stunde dämpfen.

Lauch (Porree) überbacken
2 dicke Stangen Lauch
1 Ei, getrennt
etwas Salz
30 g Käse, gerieben
1 El. Öl
etwas Wasser
Lauch gut waschen, in 1 cm dicke Stücke schneiden, in der Grillpfanne mit etwas Wasser und Öl gardünsten. Eiweiß zu Schnee schlagen, Eigelb und geriebenen Käse locker unterziehen. Lauch in eine Glasschüssel schichten, mit Salz würzen. Die Käse-Eimasse über das Gemüse geben und kurz im Ofen überbacken.

Mais — Korn um Korn ein Genuß
Der Zuckermais ist eine Getreideart, deren Wert für die Ernährung und deren geschmackliche Qualitäten es verdienen, besser bekannt zu werden. Die Kolben werden geerntet, wenn die Körner noch milchig und zart sind. Der Stengel wird am Kolbenansatz abgeschnitten, und die grünen Außenblätter werden entfernt. Die weißen Innenblätter dagegen bleiben an den Kolben, die in sehr viel Wasser gegart werden, dem man 1/10 der Menge an Milch zugibt. Das Kochwasser wird nicht gesalzen.

5 l Wasser,
1/2 l Milch,
junge Maiskolben,
Butter oder
dicke Sahne (crème fraiche),
Zitronenschnitze

Wasser und Milch zum Kochen bringen, die vorbereiteten Maiskolben hineinlegen, zudecken und 10 Minuten leise kochen lassen. Die Kolben abtropfen und trocknen, die darangelassenen Blätter nach unten ziehen und zurückschlagen. Die Kolben mit den umgedrehten Blättern auf einer mit einer gefalteten Serviette ausgelegten Platte anrichten. Dazu in einer Saucière halbweiche und cremig gerührte Butter oder dicke Sahne sowie Zitronenschnitze reichen.
Die Gäste streifen die Körner von den Kolben auf ihren sehr heißen Tellern ab, begießen die Körner mit Butter oder Sahne und beträufeln sie mit einigen Tropfen Zitronensaft. Dann wird alles auf dem Teller vermischt.

Möhren — wohlschmeckende Wurzeln für jeden Geschmack
Die Möhren spielen eine sehr wichtige Rolle in der Küche. Ihre Verwendung als würzendes Element in Saucen, Suppen und Fonds macht sie geradezu unentbehrlich.
Auch als Garnitur und allein als Gemüse zubereitet sind sie außerordentlich beliebt. Es gibt sie das ganze Jahr über zu kaufen: Die Gemüsegärtner versorgen den Markt ab März mit frühen Sorten, die unter Glas im Frühbeet gezogen werden; ihnen folgen die verschiedenen Sommersorten und schließlich die späten Herbstmöhren, die sich den ganzen Winter über gut aufbewahren lassen.
Die Frühlingsmöhren eignen sich am besten für die Zubereitung als Gemüse oder als Garnitur. Wenn möglich, sollte man die roten, kurzen Rü-

ben nehmen, die an der Spitze abgerundet sind. Sie haben ein zarteres und dickeres Fleisch als die langen, spitz zulaufenden. Junge Möhren werden gründlich gewaschen, nur dünn geschält oder mit einem scharfen Messer geschabt. Man soll dies stets so wenig wie möglich tun, denn die süßen, nährenden Substanzen konzentrieren sich wie die Vitamine an den äußeren Regionen der Möhren, die gleichzeitig auch die zartesten sind. Junge Möhren werden niemals blanchiert, also vor der eigentlichen Zubereitung mehr oder weniger lang abgebrüht. Nach dem Schälen oder Schaben teilt man sie je nach Größe in zwei bis sechs Abschnitte und rundet die Kanten ab, so daß sie die Form einer großen Olive erhalten. Erneut in kaltem Wasser waschen. Mit so viel kaltem Wasser in einer Kasserolle aufsetzen, daß sie gerade eben bedeckt sind. Auf je 1/2 l Wasser 1 Prise Salz, 1 gestrichener Tl. Zucker und 60 g Butter zufügen. Zudecken und schwach kochend garen, bis nahezu alle Flüssigkeit verdunstet ist — nötigenfalls gegen Ende der Kochzeit den Deckel abnehmen. Dabei verbinden sich die Butter, die ausgetretenen Gemüsesäfte und die eingekochte Flüssigkeit zu einer knappen, sirupartigen Flüssigkeit. Die Möhren in diesem Fond schwenken und schütteln, bis sie sich vollkommen mit einer leuchtenden Schicht überzogen haben. Man kann die auf diese Weise zubereiteten Möhren ohne weitere Zugaben servieren oder sie mit anderen Gemüsen mischen bzw. zu verschiedenen Garnituren reichen.

Ist man gezwungen, alte Möhren zu verwenden, so sollte man nur das rote Äußere nehmen. Das gelbe Herz ist hart und hat einen strengen Geschmack. Man kann es kräftig abbrühen und dann in mäßiger Menge für verschiedene Suppen und Fonds verwenden. Die alten Möhren werden längs gespalten, so daß man das Innere herauslösen kann. Das Rote schneidet man nun in große Stäbchen, kürzt diese so, daß man aus den Abschnitten kleine, olivenförmige Bällchen schnitzen kann, und kocht sie vor jeder weiteren Zubereitung in Salzwasser gar. Dies ist das einzige Mittel, den bei alten Möhren zu stark ausgeprägten Geschmack zu beseitigen. Die Möhren sollen weich sein, aber nicht zerfallen.

Man unterscheidet nach Möhren und Karotten. Möhren sind die langen Wurzeln, Karotten die runden oder kurzen. Junge zarte Karotten werden nur dünn geschält und unzerteilt wie die Möhrenstücke verwendet.

Möhrenbrei
400 g geputzte Möhren,
125 g gewaschener Reis,
Salz,
1 knapper Tl. Zucker,
160 g Butter,
etwas Milch,
Sahne oder Fleischbrühe,
Pfeffer,
herz- oder rautenförmig zugeschnittene, in Butter geröstete Weißbrot-
scheiben (Croutons).
Die Möhren in dünne Scheiben schneiden und den Reis unter fließendem Wasser waschen, bis das Wasser unten klar herausläuft. Vermischen, in einen Topf geben, mit 1 Prise Salz und etwas Zucker würzen,
mit Wasser aufgießen, bis alles bedeckt ist, und 60 g Butter hinzufügen.
Heftig kochend garen, nötigenfalls noch etwas Wasser zufügen. Am Ende sollte alle Flüssigkeit verkocht bzw. vom Reis aufgesogen sein. Alles
durch ein feines Sieb streichen. Das erhaltene Püree in einen breiten,
flachen Brattopf geben und auf großer Flamme unter kräftigem Umwenden trocken werden lassen.
Vom Feuer nehmen und nach und nach 100 g Butter in kleinen Stückchen hineinarbeiten. Mit Milch, Sahne oder Fleischbrühe vermischen,
bis das Püree die gewünschte Konsistenz bekommt. Nicht mehr kochen
lassen. Abschmecken, in einer Gemüseschüssel anrichten und mit den
Croutons umlegen.

Paprika-Tomaten-Gemüse
1 große Paprikaschote
2 Tomaten
1 Zwiebel
1 El. Sonnenblumenöl
1 El. Tomatenmark
1 Tl. Sahne
etwas Salz
etwas Wasser
Paprika putzen, die Kerne und das Weiße entfernen, in Würfel schneiden. Zwiebel fein hacken und mit den Paprikawürfeln in Öl und etwas
Wasser 1/2 Stunde dünsten. Tomaten mit heißem Wasser überbrühen,
abziehen, vierteln und 10 Minuten mitdünsten. Zum Schluß mit Sahne,
Tomatenmark und Salz abschmecken.

Rosenkohl — würzig und knackig

Man kann Rosenkohl ähnlich wie Blumenkohl zubereiten. Am besten schmeckt er aber, wenn er in der Pfanne gebraten und rundum gebräunt wird. Die kleinen Kohlköpfchen, die sehr fest sein müssen, werden zunächst von den äußeren, vergilbten oder verwelkten Blättern sowie vom Stiel befreit. Dann werden sie gründlich gewaschen und abgetropft.

500 g vorbereiteter Rosenkohl,
Salz,
150 g Butter oder
anderes Fett,
frisch gemahlener Pfeffer,
geriebene Muskatnuß,
gehackte Petersilie

Die Köpfchen in sprudelnd kochendes Wasser werfen und 10 Minuten blanchieren. Herausnehmen, abtropfen und in Salzwasser (10 g Salz pro Liter) langsam unbedeckt gar kochen. Dadurch bleiben sie grün, und die einzelnen Blätter lösen sich beim Kochen nicht ab. Auf einem Sieb gut abtropfen lassen und mit Salz bestreuen, wodurch die Feuchtigkeit zusätzlich und schneller entzogen wird. Die Butter in einer großen Pfanne, die alle Köpfchen nebeneinander aufnimmt, erhitzen und haselnußbraun werden lassen. Den Rosenkohl hineingeben und mit Pfeffer und einer Messerspitze Muskatnuß würzen. Rosenkohl ist geradezu gierig auf Fett, deshalb ist viel Butter nötig. Er schmeckt jedoch auch köstlich mit Gänse- oder Hühnerschmalz oder mit dem abgetropften Fett von Hammel- oder Schweinebraten
Wenn die Köpfchen gut angebraten sind und eine schöne hellbraune Farbe genommen haben, in eine gut vorgewärmte Gemüseschüssel geben, mit gehackter Petersilie bestreuen und servieren. Von sehr heißen Tellern essen.
Auf diese Weise zubereitet, schmeckt der Rosenkohl sehr angenehm und ist leicht verdaulich.

Rosinenlauch

400 g Lauch (Porree)
10 g Margarine
etwas Wasser oder
Brühe (entfettet)
1 Tl. Rosinen
5 g Gustin

Salz,
Muskat
Den Lauch putzen, waschen und in Stücke schneiden. Die Margarine im Topf erhitzen, den Lauch darin anschmoren und mit wenig Wasser aufgießen. Die gewaschenen Rosinen unter das Gemüse heben. Alles ungefähr 20 — 30 Minuten schmoren lassen und evtl. verkochtes Wasser ersetzen. Wenn das Gemüse gar ist, das Gustin mit Wasser anrühren und den Gemüsesud damit binden. Mit Salz und Muskat abschmecken.

Gedünstete Rote Rüben
Rote Rüben kochen Sie nie! Sie verlieren dabei zuviel von ihrem schönen dunkelroten Saft. Sie lassen sie gut gesäuert und ungeschält, gesäubert, auf dem Kuchenblech in nicht zu heißem Rohr gar werden. Je nach Größe dauert dies ca. 30 bis 50 Minuten. Nach dieser Zeit lassen sie sich leicht schälen und sind zur Verwendung fertig.

Rote Rüben in Butter
Ca. 500 g rote Rüben,
30 — 40 g Butter,
1 Prise Kräutersalz,
1 Messerspitze Cayennepfeffer,
evtl. 1 Prise Anis gemahlen.
Sie lassen die Butter im Pfännchen zerlaufen, geben die in Scheiben oder Würfel geschnittenen Roten Rüben hinzu und lassen das Ganze — zugedeckt — heiß werden. Sie schmecken mit den angegebenen Gewürzen ab.

Rotkohl mit Apfelstücken
250 g Rotkohl
1 El. Öl
1 Apfel
1 Tasse Wasser
etwas Salz
etwas Zitronensaft
etwas Apfelessig
1 El. Wein
Vom Apfel Blüte und Stiel entfernen, in Viertel schneiden, kurz in Öl und etwas Flüssigkeit andünsten. Den feingehobelten Kohl, Essig und Wasser dazugeben. 45 Min. auf kleiner Flamme weichdünsten, evtl. noch etwas Wasser zusetzen. Mit Salz, Wein und Zitrone abschmecken.

Spargel — Krönung jeden Essens

Die Zubereitung von Spargel ist sehr einfach: Die Stangen werden von oben nach unten dünn geschält, wobei der Kopf unversehrt bleibt. Dann die kleinen Blättchen abreiben, die den Kopf umgeben. Es genügt im übrigen nicht, eine Spargelstange nur zu schaben, denn so bleibt stets eine faserige und unangenehme Hülle auf dem Spargel haften. Sobald die einzelnen Stangen geschält und die holzigen Enden abgeschnitten sind, werden sie in kaltes Wasser gelegt — sie dürfen jedoch nicht lange darin liegenblieben oder gar darin aufbewahrt werden. Den Spargel herausnehmen, abtropfen und in kleinen Bündeln zu 6 bis 10 Stangen je nach Größe der Spargel, zusammenbinden. In reichlich leicht gesalzenem Wasser (10 g pro Liter) 18 bis 25 Minuten kochen lassen.
Spargel darf nicht zu weich gekocht werden, er soll stets etwas knackig bleiben.
Soll der Spargel heiß gegessen werden, so darf er erst genau zum Servieren fertig werden, auf keinen Fall darf er stehen oder zu lange im Wasser nachziehen — er würde dann wäßrig, schlaff und gleichzeitig faserig. Zum Anrichten holt man die Spargelbündel mit einem Schaumlöffel aus ihrem Kochsud und taucht sie noch kurz in einen anderen Topf mit kochendem Salzwasser. Dieses Waschen im sauberen Wasser rundet das starke und eigenartige Aroma des Spargels noch ab, er wird dadurch süßer und angenehmer im Geschmack. Man läßt den Spargel dann auf einem Tuch oder Küchenpapier abtropfen und richtet ihn auf einer länglichen Spezialplatte an, die mit einem Rost oder einem Locheinsatz versehen ist. Der Spargel liegt dann nicht in der stets noch austretenden Flüssigkeit (man kann sich auch mit einer Serviette behelfen, die auf die Platte gelegt wird). Man legt den Spargel stets in mehreren Schichten, wobei jede Lage gegenüber der darunterliegenden um etwa 2 cm zurückgesetzt wird, damit die Köpfe zur Geltung kommen.
Sollten die Spargel kalt serviert werden, so geht man ganz genauso vor, läßt den Spargel jedoch in ein Tuch gewickelt abkühlen.
Heißer Spargel wird mit einer heißen Sauce gereicht, etwas Holländischer Sauce, Schaum-Sauce, Heller Sauce oder zerlassener Butter. Kalten Spargel begleitet man mit einer Vinaigrette, einer leichten Mayonnaise oder ähnlichem.

Schwarzwurzeln und Bocksbart

Es handelt sich hier um zwei nahe verwandte Pflanzen, die sehr ähnlich schmeckende und aussehende Wurzeln bilden, wobei erstere außen

schwarz, letztere weiß sind. Sie werden auf die gleiche Weise zubereitet. Zunächst werden die Wurzeln dünn abgeschält. Man kann sie auch nur schaben, doch ist das weniger gründlich, und es können zähe Fasern zurückbleiben. Um zu verhindern, daß sie schwarz anlaufen, muß man die geschälten Wurzeln sofort in mit Zitronensaft oder Essig gesäuertes Wasser legen. In Abschnitte von 7 bis 8 cm Länge zerteilen. In der Zwischenzeit einen weißen Sud bereiten. 1 l kaltes Wasser mit 1 gestrichenen El. Mehl verrühren, 2 El. Weinessig und 10 g Salz zufügen. Unter ständigem Rühren, damit sich das Mehl vollkommen auflöst, zum Kochen bringen und die Schwarzwurzeln darin mindestens 2 Stunden zugedeckt leise sieden lassen.
Die auf diese Weise vorbereiteten Schwarzwurzeln können in ihrem Sud an kühlem Ort einige Tage aufbewahrt werden. Nach dem Abkühlen deckt man sie mit einem gebutterten oder geölten Papier ab.

Selleriegemüse
250 g Sellerie
1 El. Sonnenblumenöl
2 El. Milch
1 El. Wasser
1 Tl. Wasser
1 Tl. Zitronensaft
1 Tl. Sahne
etwas Salz
1 El. Wein
Sellerie waschen, putzen, in kleine Würfel schneiden. Milch und Wasser dazugeben und 1/2 — 3/4 Stunde weichdünsten. Öl darangeben, mit Zitronensaft, Sahne, Wein und Salz abschmecken.

Grundrezept für Spinat
250 g Spinat
1 Tl. Sonnenblumenöl
etwas Zwiebelpulver
1 Tl. Hefeflocken
etwas Salz
1 El. geriebenen Käse
Jungen Spinat gründlich waschen und abtropfen lassen, das Öl in die Grillpfanne geben, den Spinat hineinlegen und kurz dünsten. Zum Schluß mit Zwiebelpulver, Hefeflocken und Vollmeersalz abschmecken und kurz vor dem Anrichten mit geriebenem Käse bestreuen.

Tomaten mit Zwiebeln

Junge, knackige Tomaten mit heißem Wasser übergießen. Sie lassen sich dann leichter schälen. Sehr reife Tomaten können auch ohne das heiße Wasserbad geschält werden.

Tomaten in Pflanzenfett in der Bratpfanne leicht bräunen, mit gehackter, gedämpfter Zwiebel abschmecken, mit wenig Salz, Knoblauch, Rosmarin, Basilikum, Lorbeer und frischem Schnittlauch würzen. Mit Sojamehl binden.

Wachsbohnen

250 g Wachsbohnen
1 El. Sonnenblumenöl
etwas Bohnenkraut
1 Prise Salz
etwas Wasser
grüne Petersilie

Fadenlose Bohnen putzen, in Stücke schneiden, mit etwas Wasser, Öl und Bohnenkraut weichdünsten. Zum Schluß mit Salz abschmecken und mit kleingehackter Petersilie bestreuen.

Zwiebeln — würzige Knollen für jedermann

Zwiebeln werden zum einen roh, gedünstet oder gebraten als Würze verwendet und dazu entweder in kleine Würfel, in Streifchen, in Ringe oder in Scheiben geschnitten und zum anderen als Garnitur oder Beilage zubereitet und dazu entweder püriert oder — vor allem kleine Zwiebelchen — ganz gelassen.

Um Zwiebeln in der richtigen Weise zu zerkleinern, darf man sie nicht hacken, sondern muß sie mit einem scharfen Messer sauber schneiden. Beim althergebrachten Hacken werden die Zwiebeln nämlich gequetscht, so daß sie ihren Saft abgeben, der schließlich in das Küchenbrett einzieht, statt der zu würzenden Speise zugute zu kommen.

Die Zwiebeln schälen und durch Wurzel- und Lauchansatz halbieren. Die Hälften auf die Schnittfläche legen und die Wurzelspitze abschneiden. Nun die Hälften so legen, daß die Lauchseite, die Spitze also, von der Messerspitze weg weist. Die Hälften in dünne Scheiben schneiden, die an der Lauchseite jedoch nicht ganz eingeschnitten werden, das Messer beginnt erst 1 cm unterhalb einzuschneiden. Auch waagrecht in feine Scheiben schneiden und schließlich nochmals rechtwinklig zu den bereits ausgeführten Schnitten aufschneiden, so daß kleine, regelmäßige Würfelchen entstehen. Mit etwas Übung schneidet man auf diese Weise eine Zwiebel schnell ganz sauber auf. Sofort verwenden.

Frucht- und Gemüsesäfte

Gesundheit, die man trinken kann

Saft ist bekanntlich der flüssige Teil von Pflanzen — Früchten und Gemüsen. Man kann das noch genauer definieren, aber die Hauptsache, die wir zu beachten haben, ist, daß jeder Saft einen sehr starken Eigengeschmack hat. Man muß daher in der Kombination vorsichtig sein, damit nicht ungenießbare Mischungen dabei herauskommen.

Es ist nicht notwendig, nochmals darauf hinzuweisen, wie gesund Säfte sind, das weiß schließlich jeder. Viele trinken regelmäßig frühmorgens ein Glas Orangensaft, und bei Erkältungskrankheiten greift man oft lieber zu dieser naturgegebenen Medizin als zu Tabletten. Die Säfte erfrischen und beleben in der ihnen eigenen sauberen und kühlen Art, und wenn man den Durst löschen will, sind sie unübertroffen.

Säfte passen ausgezeichnet zu Mahlzeiten, denn sie leiten diese ein, statt sie zu beenden. Bei starkem Alkoholgenuß leidet oft die Fähigkeit des Kostens, der Gaumen nimmt den Geschmack der Speisen nicht mehr wahr.

Saftausbeute

Von 250 g Gemüsen erhält man bei

Spinat	100 — 120 g Saft
Brennessel	130 — 150 g Saft
Huflattich	80 g Saft
Brunnenkresse	120 — 140 g Saft
Salat	100 g Saft
Rettich	100 g Saft
Karotten	170 — 180 g Saft
Gurken	140 — 170 g Saft
Zwiebeln	60 — 70 g Saft
Rote Rüben	90 — 100 g Saft
Tomaten	100 — 120 g Saft

Milch ist ein gesunder Saft

Eine Milchsorte, die mit leicht vermindertem Fettgehalt in den Handel kommt und besonders strengen Vorschriften unterliegt, ist die *Vorzugsmilch*. *Rohmilch* dagegen ist weder erhitzt noch molkereimäßig behandelt und darf nur direkt vom Erzeuger abgegeben werden. *Teilentrahmte* Milch (fettarm) hat einen Fettanteil von mindestens 1,5 und höchstens 1,8 Prozent, *entrahmte* Milch (Magermilch) höchstens 0,3 Prozent. H-*Milch* (= haltbar) ist ultrahocheritzt und steril abgefüllt und verpackt. *Süße* Sahne (30 Prozent Fett) wird in verschiedenen Verpackungsarten angeboten. Und schließlich steht uns noch die praktische *Kondensmilch* in Dosen zur Verfügung, die es heute schon mit den verschiedensten Fettgehalten gibt: von der sehr ergiebigen 10prozentigen über eine 7,5prozentige bis zur leichten, kalorienarmen 4prozentigen. *Kaffeesahne* inDosen enthält 15 bzw. 4 Prozent Fett. Sehr verbrauchergerecht sind die verschiedenen Dosengrößen (Mini-Dose für Kleinhaushalte) sowie Tubenmilch, die es auch gezuckert gibt. Kalorienarmes *Trockenmilchpulver* wird vor allem von Diätpatienten gerne gekauft, da nicht überall frische Magermilch erhältlich ist.

Sauermilch entsteht durch Gerinnung von Milcheiweiß, wenn der Milch Kulturen von Milchsäurebakterien zugesetzt werden. Sie ist entweder gut trinkbar (Trinksauermilch oder „Schwedenmilch") oder stichfest („Dickmilch"). Sauermilch gibt es in 3 Fettstufen.

Buttermilch ist ein „Abfallprodukt" bei der Butterherstellung. Ihr Fettgehalt darf höchstens 1 Prozent betragen. Sie ist äußerst eiweißreich und kalorienarm, also ernährungsphysiologisch sehr wertvoll. *Joghurt* bzw. Biojoghurt entsteht durch den Zusatz von besonderen Milchsäurebakterien.

Kefir ein ursprünglich türkisch-tartarisches Getränk, ist ein besonders spritziges, leicht kohlensäure-und alkoholhaltiges (0,6 Prozent) Milchprodukt, hergestellt hauptsächlich durch Zusatz von Hefepilzen. Auch Sauermilchprodukte gibt es in verschiedenen Fettstufen. Ehe wir uns nun dem Mixen selbst zuwenden, noch schnell ein paar Tips:

● Achten Sie beim Einkauf darauf, daß die Milch frisch ist (Haltbarkeitsdatum!).

● Bewahren Sie Frischmilch im Kühlschrank auf. Da sie luft-, licht- und wärmeempfindlich ist, sollten Sie sie nicht unnötig offen stehen lassen. Gefäß gut verschlossen halten, da Milch leicht Fremdgerüche annimmt!

● Kondensmilch darf man nicht in geöffneter Dose aufbewahren, sondern muß sie in ein anderes Gefäß (Porzellan) umfüllen, das möglichst einen Deckel haben sollte. Auch verschlossene Dosen sind nicht unbegrenzt genießbar (Höchstlagerdauer 1 Jahr). Soll Kondensmilch wie normale Frischmilch verwendet werden, mischt man sie etwa im Verhältnis 1:2 mit Waser, also 1 Dose (170 g) 10prozentige Milch — 2 Tassen Wasser.

Vitamine, die der Organismus braucht

Vitamine greifen entscheidend in Auf-, Um- und Abbauvorgänge unseres Stoffwechsels ein. Die Aufgaben der einzelnen Vitamine innerhalb des Stoffwechsels sind ebenso verschiedenartig wie ihr Aufbau. Jedem Vitamin sind bestimmte Aufgaben zugeteilt, und es kann nicht durch andere Stoffe ersetzt werden. Wird ein Vitamin in nur ungenügenden Mengen mit der Nahrung aufgenommen, kommt es zu Mangelerscheinungen. Vitamine sind sehr verschiedenartige organische Verbindungen. Es gibt fett- oder wasserlösliche Vitamine.

Fettlöstliche Vitamine
A, D, E, K und Carotin (eine in Pflanzen enthaltene Vorstufe des nur in tierischen Nahrungsmitteln vorkommenden Vitamins A. Carotin kann im menschlichen Organismus begrenzt in Vitamin A umgewandelt werden).

Wasserlösliche Vitamine
B-Gruppe: B. B_1, B_2, B_6, und B_{12}; sowie C (Ascorbinsäure).
Der tägliche Bedarf an den einzelnen Vitaminen ist in der Quantität um das Tausend- bis Millionenfache geringer als unser Tagesbedarf an Eiweiß, Fett und Kohlenhydraten. Er schwankt je nach Alter, Geschlecht und den jeweiligen „Sonderanforderungen". Körperliche Tätigkeit beeinflußt den Vitaminbedarf kaum, jedoch mit einer Ausnahme: Schwerarbeiter und Hochleistungssportler haben einen höheren Thiaminbedarf (Vitamin B_1) als Büroangestellte oder andere Menschen mit vorwiegend sitzender oder leichter Tätigkeit, da dieses Vitamin wesentlich am Energiestoffwechsel beteiligt ist.
Wie wichtig Vitamine als Ergänzungsstoffe für die menschliche Ernährung sind, ist bekannt. Sie regen den Stoffwechsel unseres Körpers an und helfen ihm, seine Funktion voll zu erfüllen.
Man darf sich aber nicht einseitig ernähren und seine Mahlzeiten ausschließlich nach Vitamin-Gesichtspunkten ausrichten. Vitamine sind zwar unerläßlich, doch sollte man darüber nicht die „normale Kost" vergessen. Außerdem ist es ein weitverbreiteter Irrtum, daß Vitamine nur in rohen, ungekochten Lebensmitteln enthalten sind. Wer Rohkost nicht verträgt, kann trotzdem von vielen Vitaminen profitieren. Allerdings, richtig ist, daß verschiedene Vitamine gegen Licht, Sauerstoff oder Hitze empfindlich sind (siehe entsprechende Tabelle). Auf Kochen reagieren sie verschieden. Vitamin C zum Beispiel wird durch Kochen teilweise abgebaut. Aber auch hier gibt es eine Ausnahme: Vitamin C im Sauerkraut wird durch Kochen kaum zerstört!

Tagesbedarf und Aufgaben der Vitamine

1 mg (Milligramm) = 1 tausendstel Gramm, I. E. Internationale Einheit,
○ Tagesbedarf für Kinder, ● Tagesbedarf für Erwachsene

Vitamin	Tagesbedarf wird gedeckt durch	Tagesbedarf	Aufgaben
A (Axerophthol)	Petersilie 30 g, Blattgemüse 150 g, Leber 30 g, Karotten 100 g, Käse 300 g	○ 1.500 bis 4.500 I. E. ● 5.000 I. E.	Schützt Haut und Schleim häute; ermöglicht das Sehen bei Dunkelheit hat regulierende Wirkung auf den Stoffwechsel
B₁ (Thiamin, Aneurin)	200 g Schweine- fleisch, Gemüse 150 g, Hefe 20 g, Vollreis 500 g, Vollkornbrot 400 g, Petersilie 150 g, Nüsse 300 g	○ 0,6 bis 1,6 mg ● 1,6 mg	Beteiligt am Kohlenhydrat- Stoffwechsel und an der Funktion des Nervensystems
B₂ (Ribolflavin, lactoflavin)	Schweineleber 75 g, Nüsse 400 g, Milch 1 Liter, Vollkornbrot 1500 g, Schweineniere 100 g, Hefe 40 g	○ 1,0 bis 2,1 mg ● 2,0 mg	regt die Zellatmung an; hält die Haut funktionsfähig
Nicotinsäure- amid	Kartoffeln 400 g, Milch 1 Liter, Fleisch 200 g, Leber 200 g, Hefe 50 g	○ 6 bis 16 mg ● 16 mg	Hautwirksamer Faktor; Be- standteil von Stoffwechsel- fermenten; Schutzvitamin für das Nervensystem
B₆ (Adermin, Pyridoxin)	Milch 1,5 Liter, Vollkornbrot 200 g Hefe 100 g, Leber 100 g, Nüsse 100 g, Schweinefleisch 300 g	0,6 mg 1,2 mg	Reguliert den Gewebestoff- wechsel

B₁₂ (Cyanocobalamin)	Milch 1 Liter, Ei 150 g Leber 10 g Fisch 150 g, Fleisch 1000 g	0,003 mg ● 0,006 mg	Entscheidende Beteiligung bei der Bildung der roten Blutkörperchen; Kräftigung des Nervensystems, Förderung von Wachstumsvorgängen.
Panthotensäure	Hefe 300 g, Ei 700 g Milch 3 Liter Vollkornbrot 1000 g	10 bis 15 mg	Unentbehrlich für Aufbau- und Stoffwechselfunktion der Gewebe; Schutzvitamin für Haut
H (Biotin)	Käse 1 kg, Hefe 500 g, Leber 700 g	○ 0,15 mg ● 0,5 mg	„Haut- Haarvitamin"
Folsäure	Käse 500 g, Hefe 10 g, Kartoffeln 1000 g, Leber 250 g	0,1 bis 0,2 mg	Blutbildend; fördert das Wachstum verschiedener Mikroorganismen
C (Ascorbinsäure)	Orangen 150 g, Blumenkohl 100 g, Kartoffeln 200 g, Petersilie 40 g, Leber 200 g, Erdbeeren 70 g	○ 40 mg ● 75 mg	Begleitstoff aller lebenswichtigen Wirkstoffe; Aktivator des Zellstoffwechsels; Stärkung der Widerstandskraft gegen Infektionskrankheiten; fördert die Eisenverwertung im Darm;
D₃ bestrahltes Ergosterin)	Eier 150 g, Margarine 200 g, Leber 200 g,	○ 300 bis 400 I. E. ● 300 I. E.	Steuert den Kalk- und Phosphor-Stoffwechsel; Unentbehrlich für die Knochenbildung
E (Tocopherol)	Blattgemüse 1 kg, Vollkornbrot 1 kg, Käse 1 kg, Keimöle 40 g	○ 10 mg ● 30 mg	Greift in vielfältiger Weise in den Kohlenhydrat- und Eiweiß-Stoffwechsel ein; An der Entwicklung von Muskulatur beteiligt
K (Phyllochinon)	Leber 100 g, Milch 0,3 Liter Ei 100 g	○ 50 bis 100 mg ● 100 bis 150 mg	Mitwirkung bei der Bildung des Blutgerinnungsstoffes Prothrombin

Vorkommen und kosmetische Bedeutung der Vitamine

Vitamin	Häufiges Vorkommen	Kosmetische Bedeutung
A	Alle grün gefärbten frischen Blattgemüse, grüne Erbsen, Tomaten, Karotten, Beerenfrüchte, Vollmilch, Heringe, Lebertran, Butter, Eigelb	Wachstum, für die normale Funktion der Haut
B_1	Bierhefe, Getreidekeimlinge, Roggenbrot, Kartoffeln Tomaten, Eigelb, Leber, Hülsenfrüchte und Schweinefleisch	Stoffwechsel, Haut, Blut, Gewebe und Nerven
B_2	Eigelb, Milch	Haut
B_6	Reis, Melonen, Hefe, Leber, Herz, Niere und Mais	Blutbildung, Nerven, Wachstum und Haut
B_{12}	Hauptsächlich in frischer Ochsenleber	Blutbildung, Nerven und Haut
PP-Faktor Nicotinsäureamid	Hauptsächlich in Ochsen- und Schweinsleber, Weizenvollmehl, Reis, Kartoffeln, Milch	Verdauung und Haut
C	Rot- und Weißkohl, frisches grünes Gemüse, Hagebutten Tomaten, Paprika, Karotten, Citrusfrüchte, Milch und Eigelb	Energie, Zahn und Knochenbildung, Blutgefäße, Infektionsabwehr
D	Lebertran, Heringe, Sprotten, Butter, Milch, Eigelb und Pilze	Knochenbildung, Zähne, Haare, Infektionsabwehr, gegen Schuppen
E	Getreidekeimlinge, Salat, Kresse, Orangensaft, Milch, Butter, Schweinefett und Eigelb	Nerven, Drüsen, Blutzirkulation

F	Leinöl, Leber, Niere, Milch, Käse und Spinat	Gegen trockene Haut, Haarausfall und brüchige Fingernägel
H	Leber, Niere, Eigelb Milch und Karotten	Haut
K	Hefe, Leber, Niere, Kleie, Gemüse, Kartoffeln und Sojabohnen	Bluterneuerung
T	Hefe	Sonnenbrand und Frost-schäden
P	Citrusfrüchte, Buchweizen, Paprikaschoten	Stärkt Blutgefäße

Was Vitaminen schadet

Vitamine	Schädigung durch		
	Hitze	Licht	Luft
B_1 (Thiamin) wasserlöslich	+ +	+	+
B_2 (Riboflavin) wasserlöslich	+	+ +	—
B_{12} (Cobalamine) wasserlöslich	+	+ +	+
C (Ascorbinsäure) wasserlöslich	+ +	+	+ +
A (Retinol) fettlöslich	+	+ +	+ +
D (Calciferol) fettlöslich	—	+	+ +

— = wenig, + = mittel, + + = stark

Literaturnachweis

Abehsera, Michael: Das makrobiotische Kochbuch, Scherz Verlag, München

Bräckle, Isolde: Alkoholfreie Getränke für Genießer, Knaur, München

Bruker, Dr. med. M. O.: Diabetes und seine biologische Behandlung, Unsere Nahrung — unser Schicksal
Idealgewicht ohne Hungerkur
bioverlag gesundleben, Opferau

Kieninger, Gabriele: Einfacher Leben — Einfacher essen, bioverlag gesundleben, Opferau

Kollmann, Rolf: Trotz Diabetes unbeschwert leben, Englisch Verlag, Wiesbaden

Mas, Mario de: Die Natur hilft heilen, Dörnersche Verlagsgesellschaft, Reinbeck

Pervenche, Pia: Kräuter- und Heilpflanze-Kochbuch, Falken Verlag, Niederhausen

Rauch, Dr. med. Erich: Milde Ableitungs-Diät, Haug Verlag, Heidelberg

Rollin, Betty: Köstliche Drinks ohne Alkohol, Heyne Verlag, München

Schnitzer, Dr. J. G. und Mechthilde: Schnitzer-Intensivkost, Schnitzer-Normalkost, Schnitzer KG Verlag, St. Georgen/Schwarzwald

Schoenenberger, Walther: Gesund durch natürliche Säfte, Econ Verlag, Düsseldorf

Wiedemann, Dr. Fritz: Biologisch leben — biologisch heilen, Heyne Verlag, München.